大展好書　好書大展
品嘗好書　冠群可期

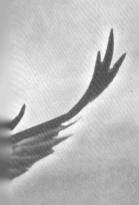

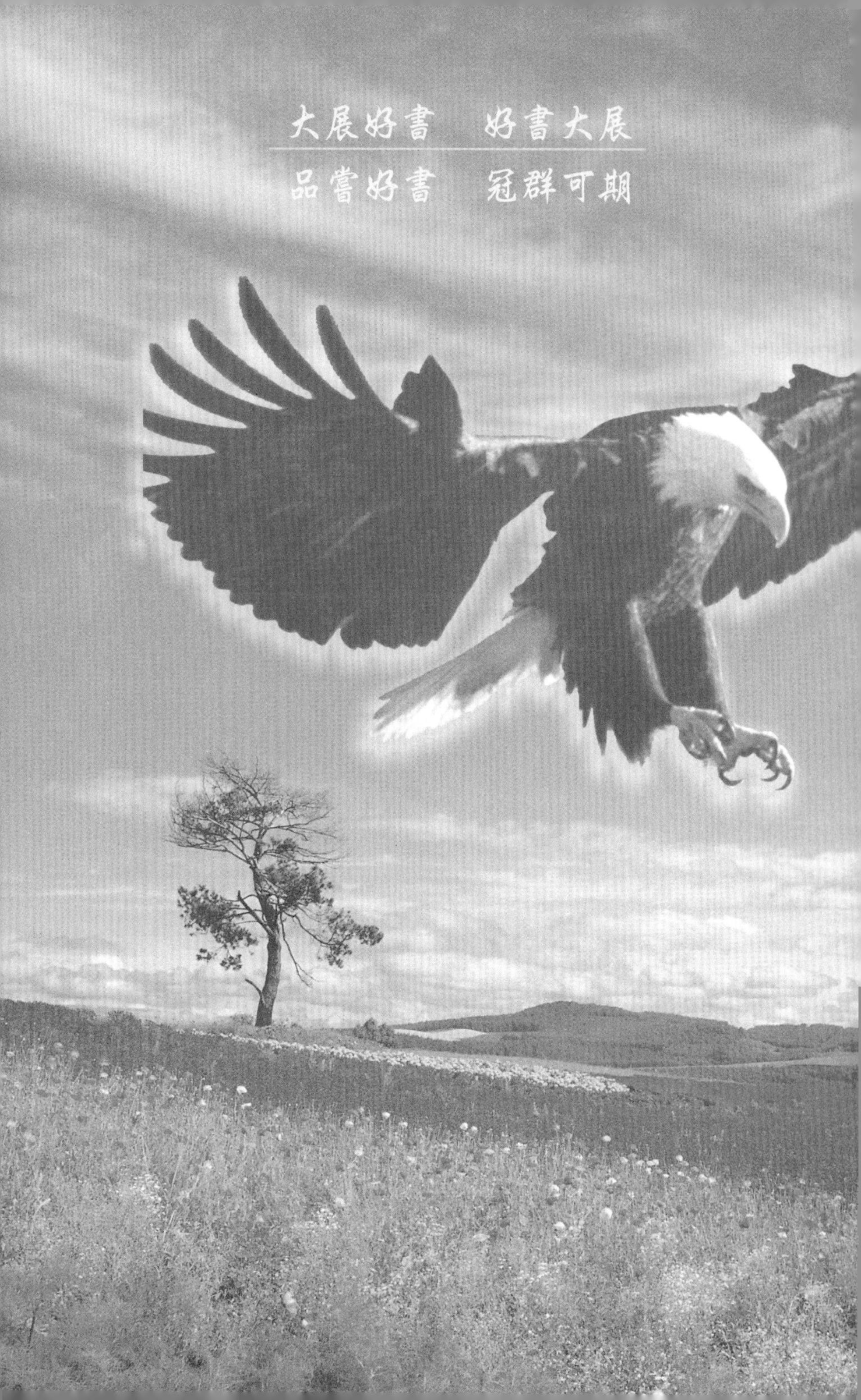
大展好書 好書大展
品嘗好書 冠群可期

健康加油站1

糖尿病預防與治療

藤山順豐 著
石莉涓 譯

大展出版社有限公司

糖尿病的起因

糖尿病乃胰島素不足所引起的疾病。但是，原本就帶有容易罹患糖尿病之體質者，會遺傳給子女，此外，誘發糖尿病的原因還有肥胖、精神壓力、妊娠、疾病等環境因子，這些都是發病原因。

〔遺傳〕

父母親有一方得糖尿病的情形。

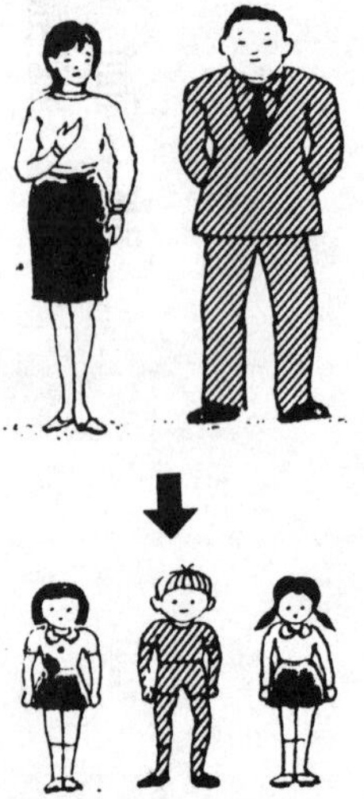

其子女有三〇%以上會患糖尿病。

雙親均為糖尿病的情形

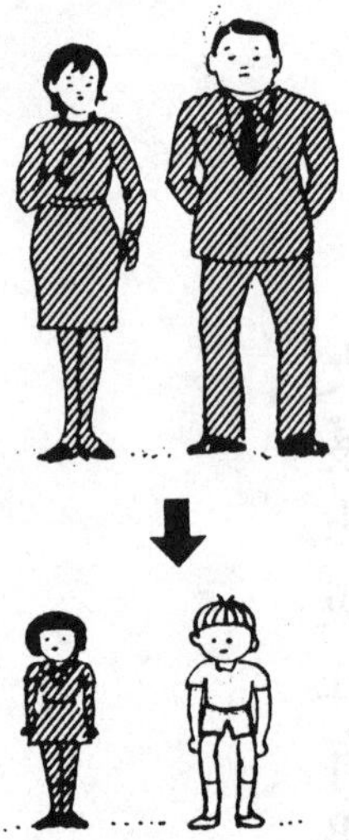

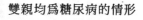

其子女有五〇%以上會得糖尿病。

〔環境〕

過食

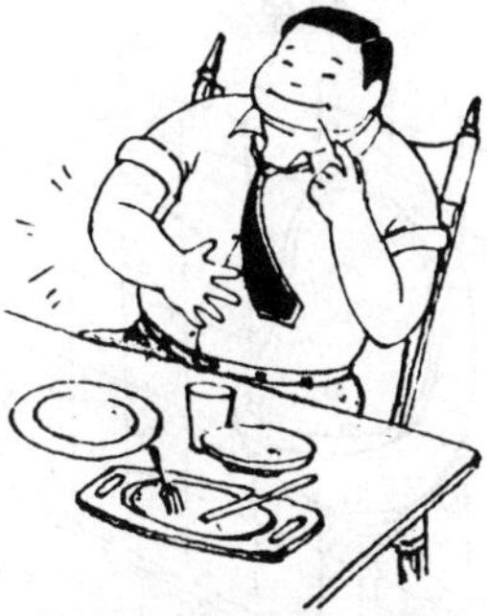

長期持續過食的狀態，會加重胰臟的壓力，引起發病的導火線。

精神壓力

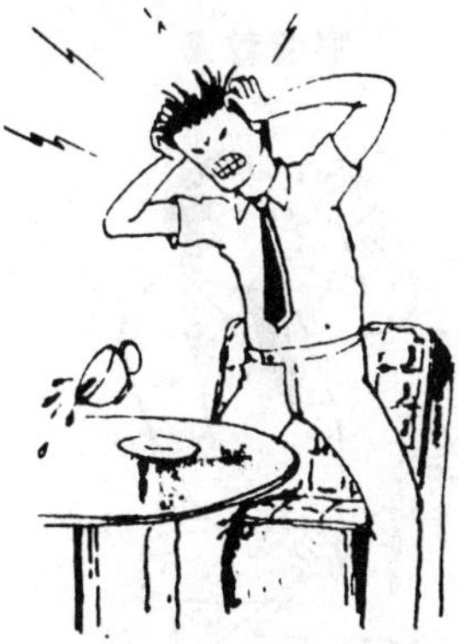

因為心情鬱悶頭疼就酗酒，非常容易得到糖尿病。

肥胖

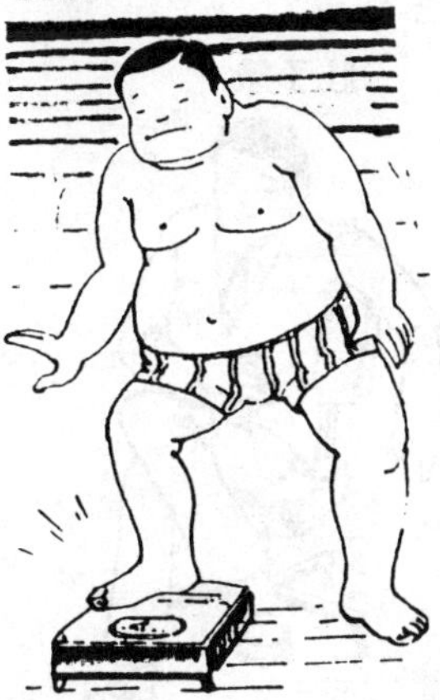

肥胖型的人，比一般人罹患糖尿病的機率高出很多。

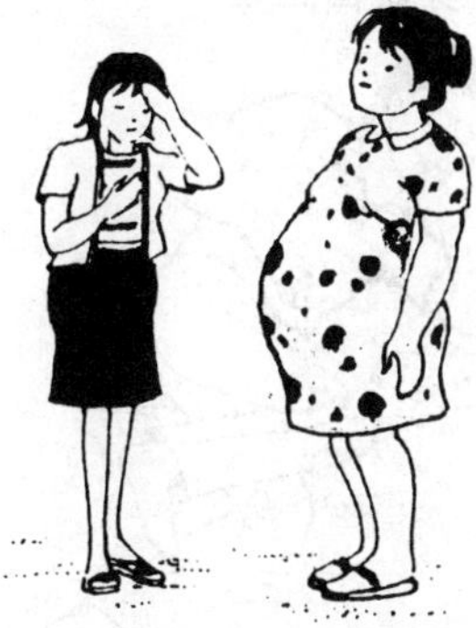

妊娠中的荷爾蒙變動及產下巨大兒等，也是患糖尿病的原因。

糖尿病的各種症狀

喉嚨乾渴

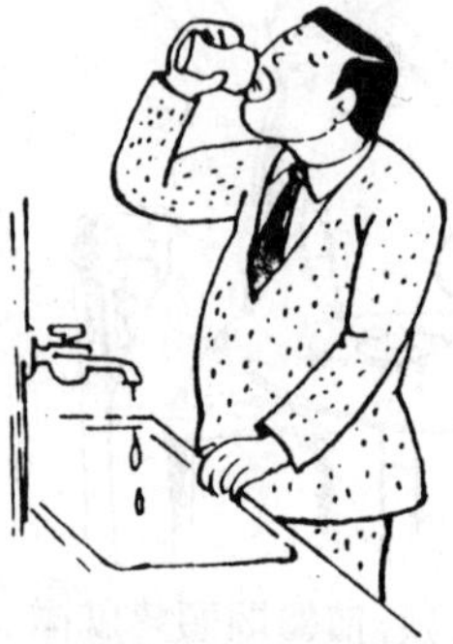

喉嚨異常乾渴，變得嗜水如命，而牛飲開水、茶、果汁等。

頻尿

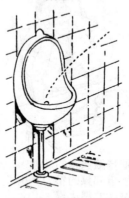

患糖尿病者的尿量，是健康人尿量的２～１０倍。

身體懶洋洋

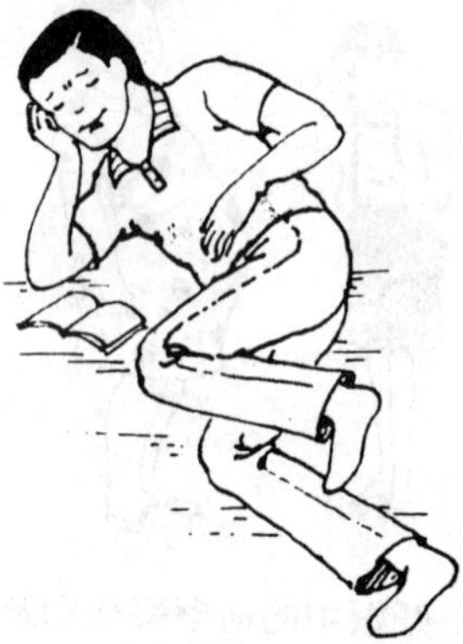

全身倦怠，馬上就有疲累感。

肚子餓

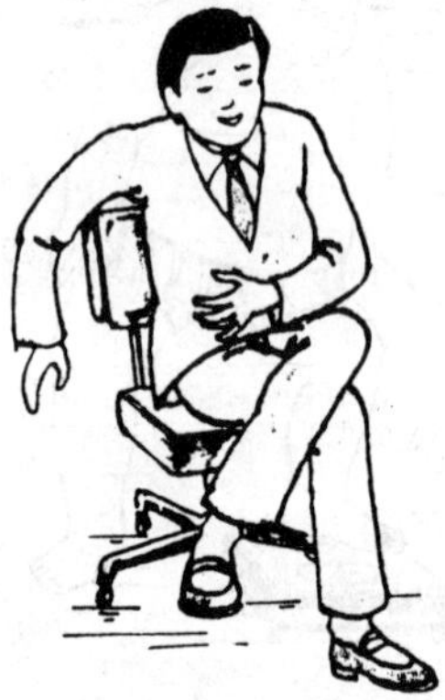

即使吃再多也仍有空腹感，不知不覺下吃了過多甜食和零嘴。

糖尿病的各種症狀

身體變胖

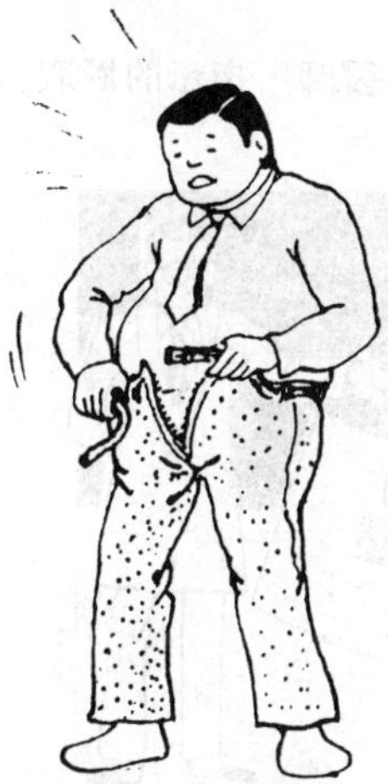

由於過食，身體急速變胖。

視力衰退

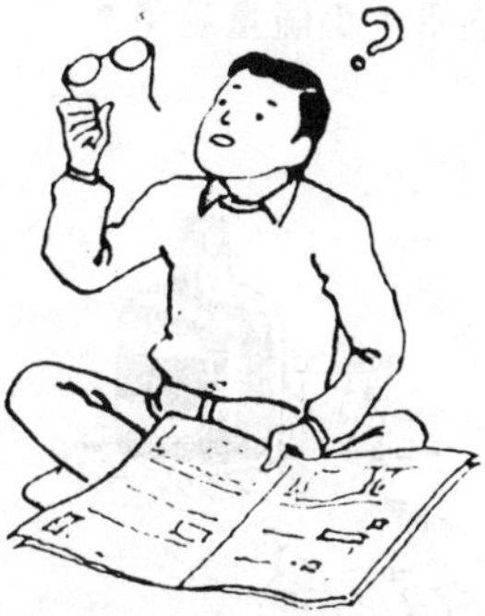

看東西不能清楚，眼睛容易疲乏。

手足麻痺

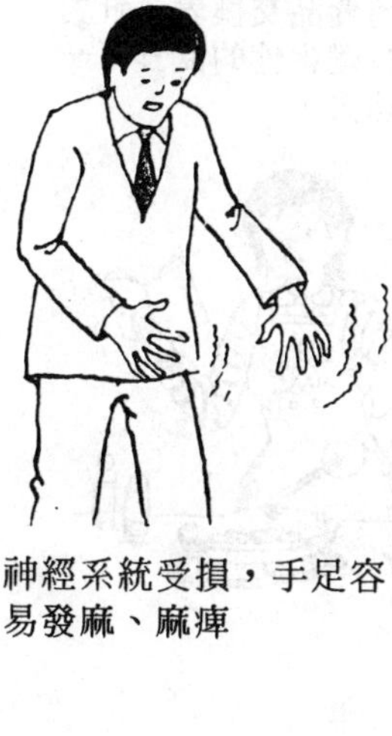

神經系統受損，手足容易發麻、麻痺

皮膚搔癢

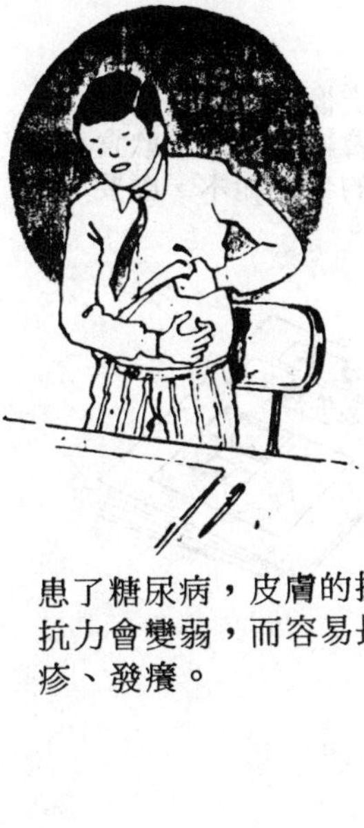

患了糖尿病，皮膚的抵抗力會變弱，而容易長疹、發癢。

糖尿病飲食療法的重點

零食和酒精飲料類中含有高熱量，應儘量避免。

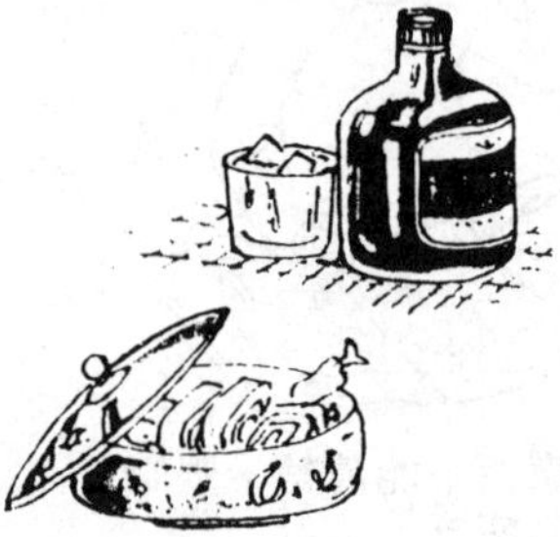

遵守醫師所指示的攝取能量。

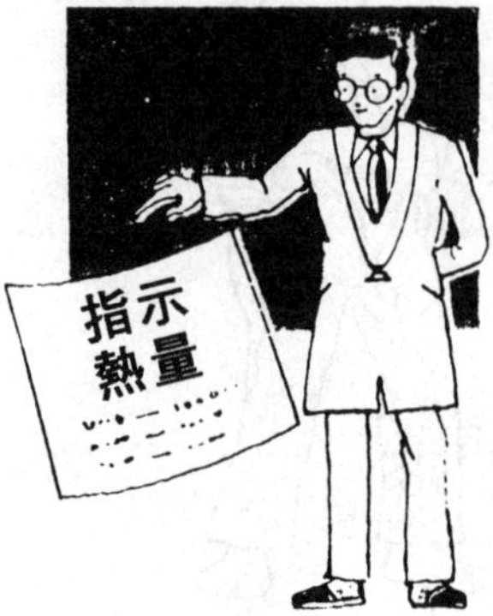

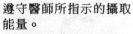

食品交換表（日本糖尿病學會編），乃是飲食療法的參考範本，應要齊備。

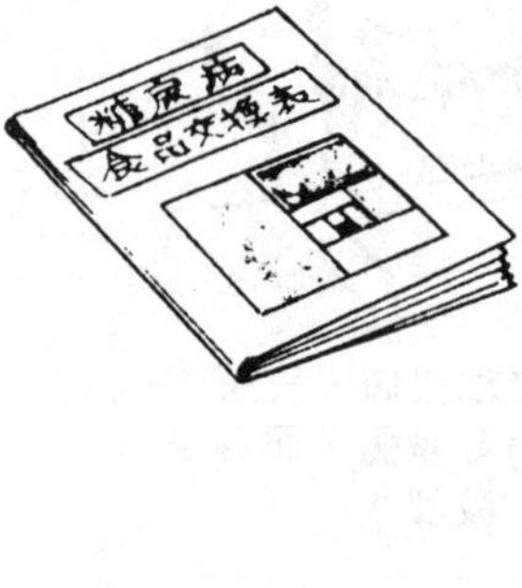

利用食品交換表，針對富有變化性的飲食下一番功夫。

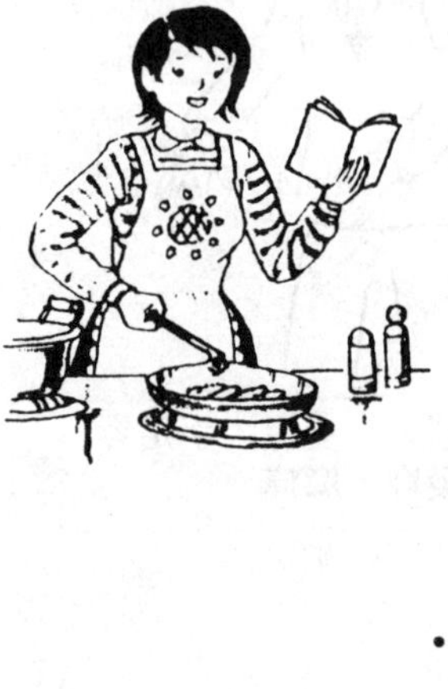

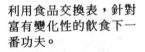

糖尿病飲食療法的重點

避免偏食，要讓各種營養素平衡攝取。

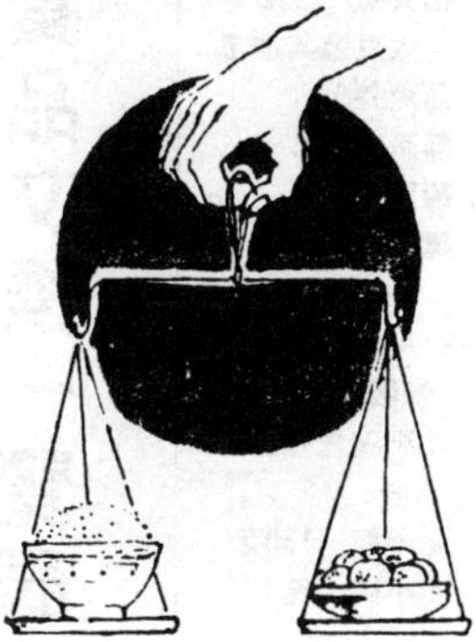

調理時，可利用計量器來計算。

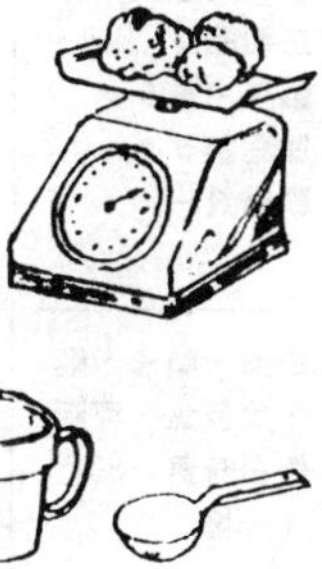

應每日測定體重，努力保持標準體重。

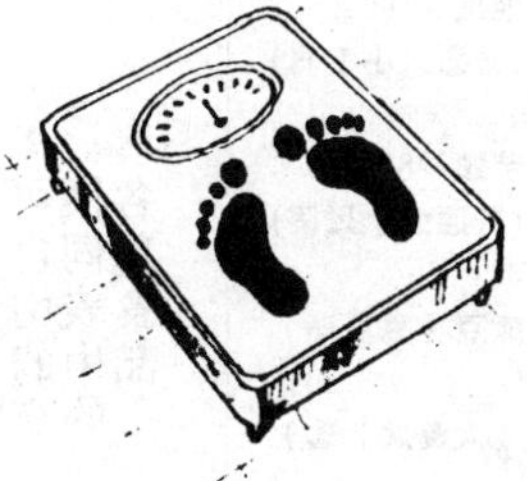

糖尿病並沒有不可以吃的東西，只要再熱量的限定範圍內，也可以充分享受美食。

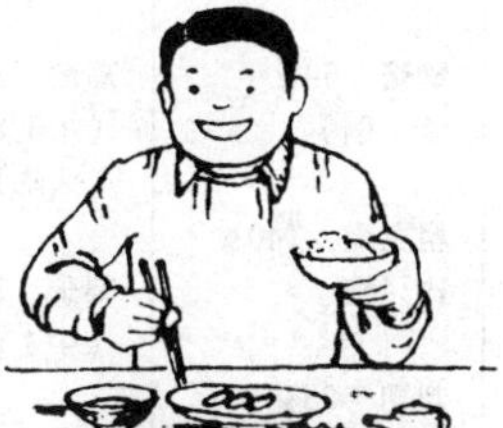

食品交換一覽表

（1單位八〇千卡的正味重量及估測量）

※可自由的交換同表中的各種食品

表３的食品	表２的食品	表１的食品
●魚貝類及其加工品、肉類及其加工品、蛋、起司、大豆及其加工製品等 ■蛋白質９ｇ ■脂肪５ｇ ■糖質－	●水果類 ■蛋白質－ ■脂肪－ ■糖質20ｇ	●穀類、芋類、糖質多的蔬菜和種實類、豆類等（大豆及其加工品除外） ■蛋白質２ｇ ■脂肪－ ■糖質18ｇ
鰈魚、鱸魚、鯛、比目魚、河豚等白身魚　80ｇ（一塊） 竹莢魚　60ｇ（中一尾） 竹莢魚干　60ｇ（一片） 牛肉（肩、里肌、大腿肉）60ｇ 雞肉(胸肉)60ｇ 豬肉（肩、里肌、腿肉等）60ｇ 雞蛋　50ｇ（１個） 粗豆腐　140ｇ約½塊 起司　25ｇ（６個裝扇形起司之一個）	桔子　200ｇ（普通大小3個） 檸檬　200ｇ（中２個） 夏柑　200ｇ（中１個） 蘋果　150ｇ（小１個） 香蕉　100ｇ（中１條） 草莓　250ｇ（約12個） 葡萄　150ｇ（中30粒）（大約10~15粒） 梨子　200ｇ（中１個） 枇杷　200ｇ（中６個）	米飯　55ｇ（小碗盒½碗） 全稀飯　130ｇ（小碗１碗） 麵包　30ｇ（切成６片中的½片） 煮熟的烏龍麵　80ｇ（約⅓個麵糰） 煮熟的掛麵60ｇ（約⅓個麵糰） 地瓜　100ｇ（普通大小１個） 芋頭　80ｇ（普通大小¼個） 煮豆（鷹豆等）30ｇ（大湯匙２匙）

附錄1的食品	表6的食品	表5的食品	表4的食品
●砂糖及調味料 附錄2的食品 ●酒精飲料 ●嗜好飲料、果實類罐頭、水果乾、果醬、餅乾、糕點類	●糖質稍多的蔬菜、糖質少的蔬菜、海草類、海苔、蒟蒻 ■蛋白質5g ■脂肪1g ■糖質13g	●油脂類、多油製食品 ■蛋白質－ ■脂肪9g ■糖質－	●乳類及乳製品 ■蛋白質4g ■脂肪5g ■糖質6g
★附錄1 味噌　40g （常用時以12g、小湯匙2匙爲限度。0.3單位） 砂糖　20g （常用時以6g，小匙2匙爲限，0.3單位） ★附錄2 啤酒　200ml （大瓶⅓瓶） 酒　100ml (酒杯之1⅔杯) ★附錄3 汽水　200ml （約½瓶） 彈珠汽水　200g （約1¼瓶） 桔子、水蜜桃、鳳梨、蘋果罐頭　100g	1單位　300g 以糖質少的蔬菜爲單位，加上糖質稍多的蔬菜、種類相當多。 ★糖質少的蔬菜有朝菜、芥菜、任生菜、變種油菜、沙拉菜、菠菜、蘆筍、小白菜、小黃瓜、芹菜、蕃茄、茄子 ★糖質稍多的蔬菜有青豌豆、胡蘿蔔、牛蒡、洋葱、葱、玉蜀黍、大白菜	拉沙醬　20g (大湯匙1½匙) 美奶滋　15g （大湯匙1匙） 植物油　10g （大湯匙1匙） 奶油、乳瑪琳 10g(1.5公分塊) 豬肚肉、培根 20g 芝麻　15g (大湯匙1½匙) 花生、葵花子、杏仁　15g 馬鈴薯脆片15g	牛奶　140ml （180ml是1.3單位、200ml是1.4單位） 保久奶　170ml 奶酪(全脂無糖) 140g 奶酪（加糖） 100g（含10g的砂糖） 無糖煉乳　20g （大湯匙3匙） 脫脂奶粉　20g （大湯匙4匙）

本飲食之菜單例

15單位1200KCAL

※（　）內的單位是g

早餐　　合計4.2單位

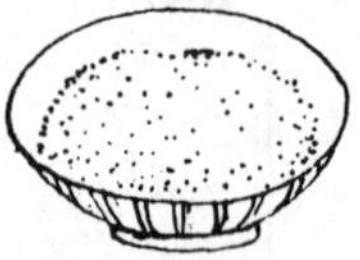

飯(110)2單位

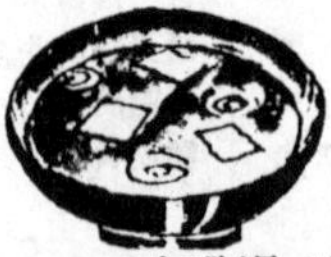

0.6單位
味噌湯（味噌15　豆腐35　蔥10）

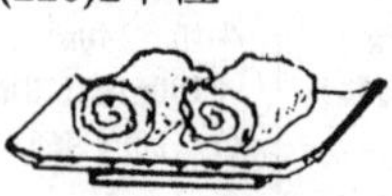

蛋燒卷（蛋50　砂糖2　植物油2）
1.3單位

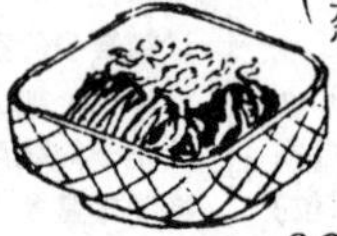

0.3單位
涼拌菜（菠菜70）

中餐　　合計5.3單位

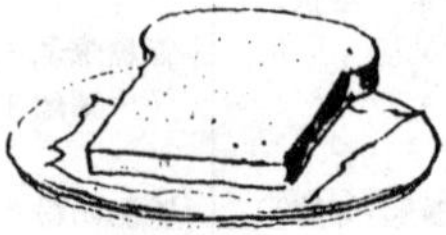

吐司(麵包60)
2單位

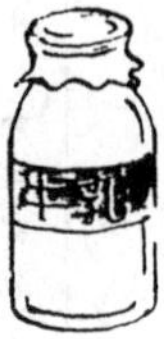

牛奶 1 瓶
1.4單位

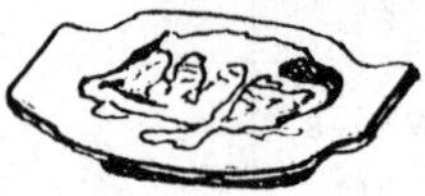

烤魚（比目魚　80　小麥粉稍許　油　8　檸檬少許）

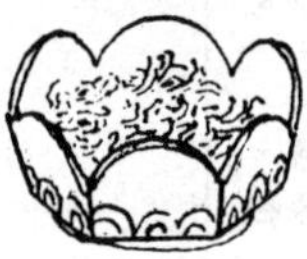

白菜（30）
0.1單位

根據食品交換表所訂之糖尿病基

零食　　合計1.2單位

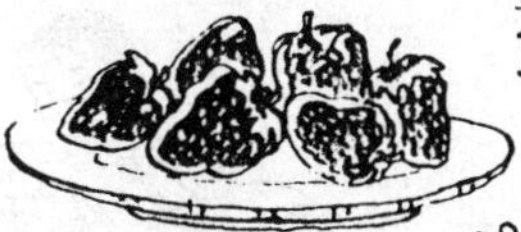

草莓(250)
1.2單位

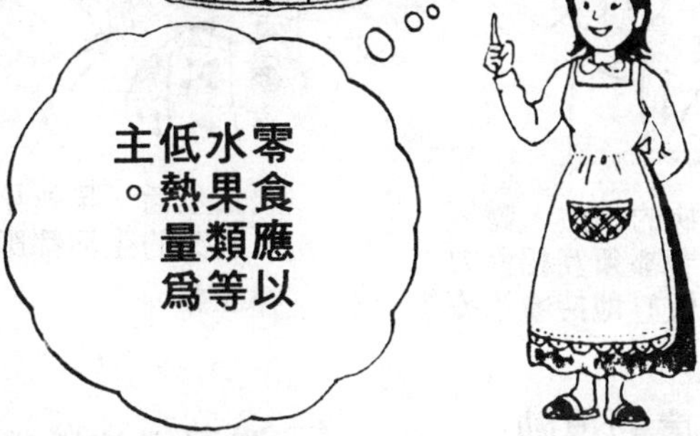

晚餐　　合計5.3單位

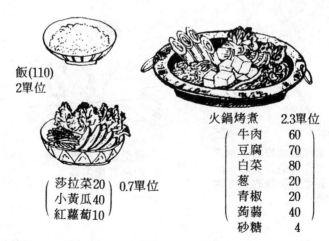

飯(110)
2單位

火鍋烤煮　2.3單位

牛肉	60
豆腐	70
白菜	80
葱	20
青椒	20
蒟蒻	40
砂糖	4

莎拉菜20
小黃瓜40
紅蘿蔔10
0.7單位

糖尿病人日常生活中的注意

遵守醫師的指示

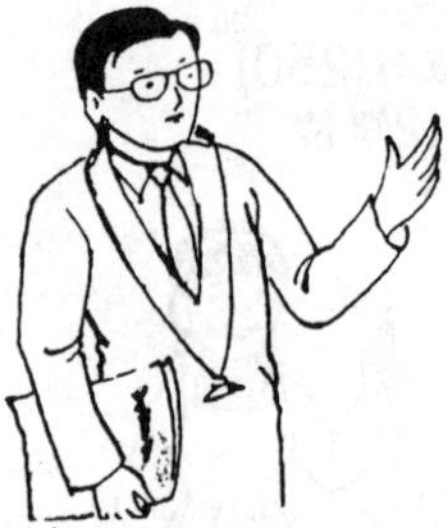

糖尿病的治療，醫師和患者都須互相協力。有恆心地持續治療。

規律正常的生活

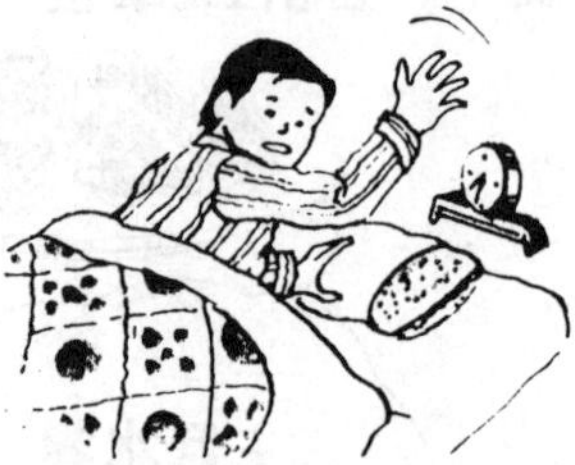

飲食生活、早睡早起，全天的生活都應規律正常。

適度的運動

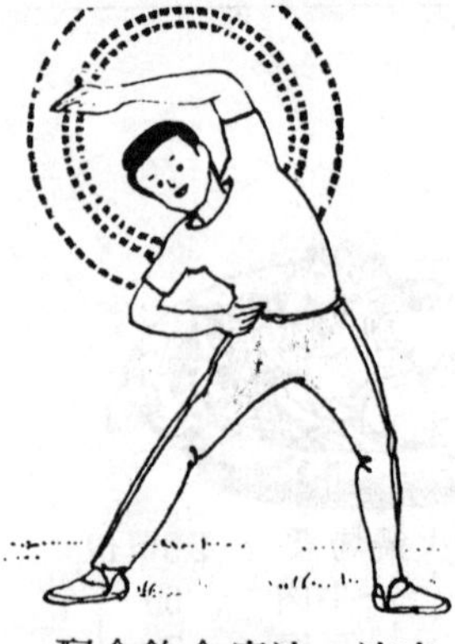

配合飲食療法，適度的運動是必要的，但避免空腹時的激烈運動。

避免過度勞累和精神壓力

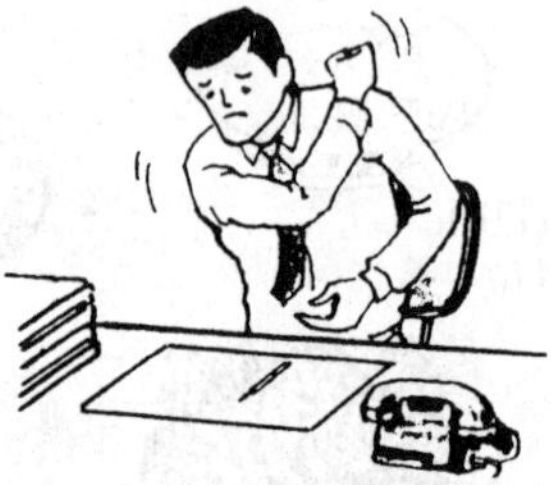

避免過度勞累、努力消解各種煩惱。

序言

對付糖尿病的基本態度，就是長期有毅力地持續適合病症的治療。此時，最重要的，就是患者本身對於糖尿病應有充分的知識，以及堅定以本身的力量治癒糖尿病的決心。這是因爲，糖尿病的治療，是以每日的飲食療法及日常的注意健康爲主體之故。

接受再優良的專門醫生治療，若患者對於糖尿病，飲食不正常，生活亦不注意健康，那麼必然無法回復健康。只有在病情惡化時才進醫院，絲毫不接受定期檢查之患者，也勢將永遠與病魔爲伍。

所以患者本身一定要有強烈的自覺，確實注意養生、管理自己的健康。在此由衷盼望，藉由此書，能使糖尿病人，擁有對於糖尿病的正確知識，進一步得到長期治療的指針。

目錄

第一章　糖尿病及其症狀

第二章　如何預防及早期發現

第三章　糖尿病人的飲食

第四章　糖尿病人的日常生活

第五章　併發症的注意與治療

第一章　糖尿病及其症狀

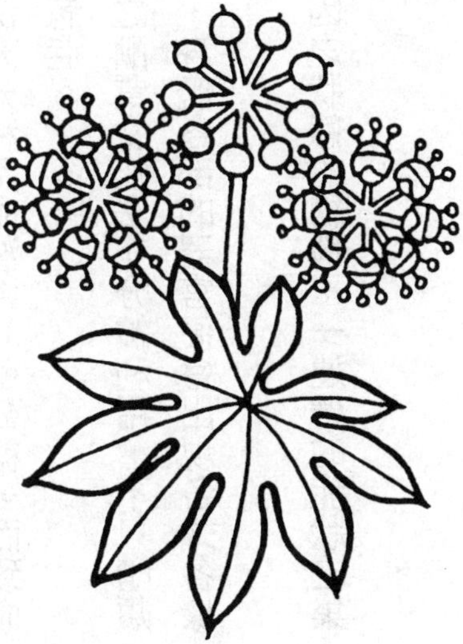

1 要有正確的知識

何謂糖尿病

糖尿病到底是怎樣的一種病症呢？關於這個病症，一言以蔽之，就是胰臟分泌出的荷爾蒙（胰島素）不足，導致細胞無法充分利用血液中的葡萄糖，而致血液中葡萄糖異常增加，到達尿中溢出糖分的病症。

罹患此糖尿病，人體所需要的能量來源之醣質會無法充分被利用，不只醣類，蛋白質和脂肪等代謝也會產生障礙，不久，身體各部的器官便會出現各式各樣的惡影響。

因此，糖尿病可以說是引起各式各樣原因之狀態的總稱，一連帶的症狀之集合。

臨床上，可大致分別爲三大類：

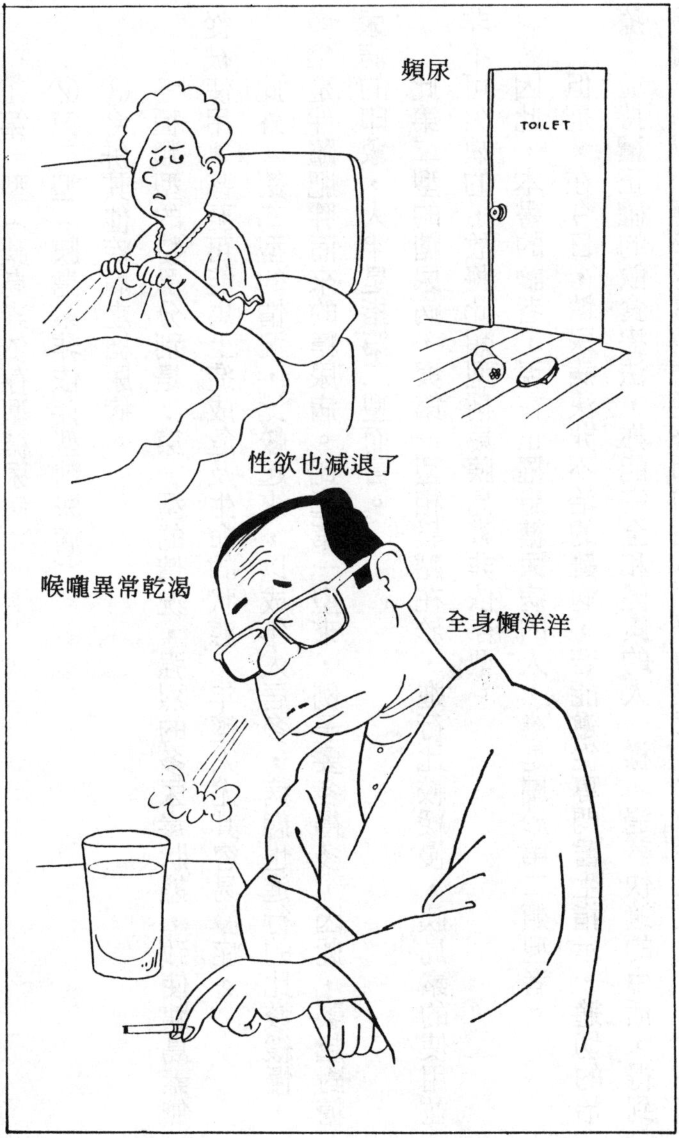
頻尿
TOILET
性欲也減退了
喉嚨異常乾渴
全身懶洋洋

①第一型（胰島素依存型糖尿病）。
②第二型（胰島素非依存型糖尿病）。
③合併其他疾病之糖尿病。

各種類型的特徵分別是：第一型的情況，強烈的多尿毒狀態，致使胰島素無從被使用，甚至可能馬上造成危及生命的狀態，年輕人尤其容易發症。

此外，第二型的情況，比較起來，以成年人居多，病態也進行的比較緩慢，多半是伴隨肥胖而來的糖尿病。比起第一型來，例子要多得多，因此，談起對糖尿病的印象，大半是指第二型而言。

此第二型的糖尿病，與第一型相異點在於，進行比較緩慢，胰島素的使用並非不可欠缺的，故將此類型稱爲胰島素非依存型。

因此，本書的讀者，現在正罹患糖尿病的人，應是屬於第二類型者。

但是，在今日，糖尿病決非不治的難病，若能遵從專門醫生指示，適切的治療，並持續正確的飮食療法，亦能完全和健康的人一樣，過著快適的生活，得到長壽，所以，應該認眞地聽從醫師的指示，努力注意日常的養生之道。

因此，所謂糖尿病也可以說是自重、自我健康管理爲最重要的病症。

糖尿病的主要症狀

罹患糖尿病的人，會出現以下的症狀。但是，特別是第二類型的人，幾乎無法感到自覺症狀，因此，因人而異，若有以下的症狀，只是一、二點異常的出現，或感到有些怪異時，就應及早接受專門醫師的診察，在病狀未進行之前，趕緊得到早期治療。

糖尿病的初期，普通而言，亦幾乎無法感到自覺症狀，一到已感覺症狀時，病狀已進行相當程序了，因此，接受定期性的健康診斷，而能早期發現，是非常重要的。

主要症狀有如下幾點。

〈**出現糖尿**〉最明顯的症狀之一，就是尿中出現糖質，亦即，要認定糖尿病時，必須取出尿液。但是，患者本身看到尿液，並無法藉由尿色即可分辨出來，此外，臭味與健康體也無多大差別，因此，不能夠知道有否糖尿。

相反地，出現糖尿時，亦不能肯定就是患了糖尿病，因此，非前往醫院，接受糖尿檢查和血糖檢查，接受專門醫師的正確診斷不可。要發現糖尿病，檢查是非常重要的。

〈**喉頭乾渴且頻尿**〉喉頭乾渴的例子很多，即使一大杯一大杯地喝完茶水和果汁等，亦不見解渴。小解的次數亦明顯增多。健康者普通一日的尿量約一公升半到二公升左右，糖尿病人，每日則達二公升以上，有些人甚至高達十公升以上。

〈**體重變化**〉罹患糖尿病的人，體重迅速增加，故大部分都相當肥胖。不

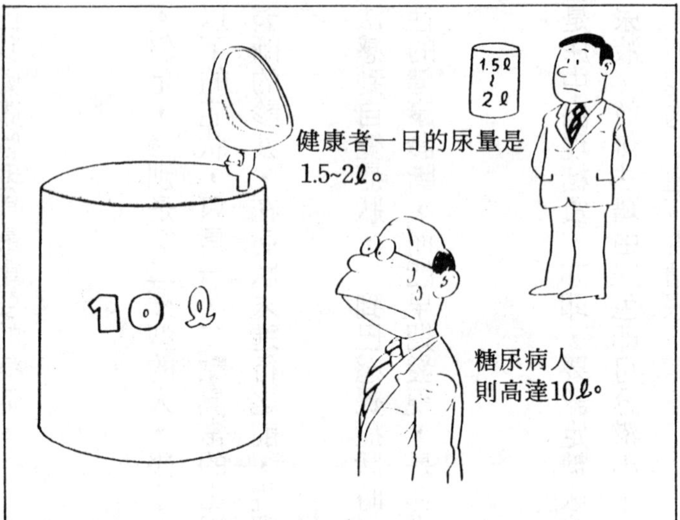

久，病症進行成爲重病，漸漸就會變瘦。因此，此體重的變化非注意不可。現在過分肥胖的人，或開始急速變胖的人，應即早接受健康診斷。若等到病症進行到變瘦時，就已太遲了。故非及早接受醫師的診斷不可。

一般而言，中年以後所發病的糖尿病人，多半屬於肥胖類型，年輕人則相反地變瘦了，這是因爲到了中年，即使健康的人也容易變的太胖，年輕人則是因爲健康而運動過盛，導致太瘦的。因此，無論老幼，都應接受定期的健康檢查，日常生活中，亦應經常計量體重，確實做到自己的健康管理。

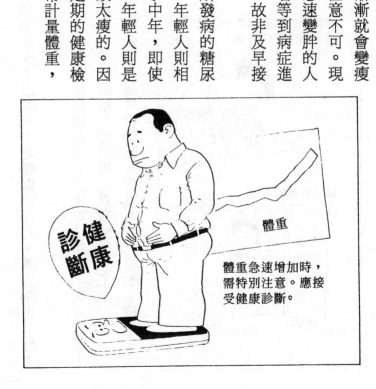

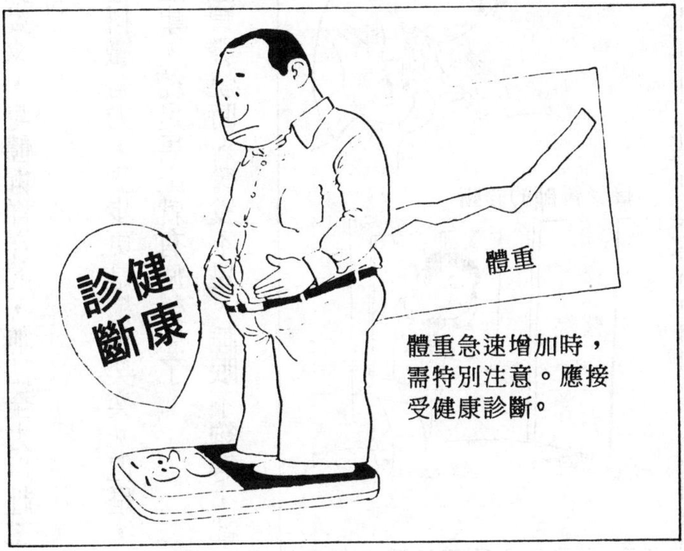

體重急速增加時，需特別注意。應接受健康診斷。

〈全身懶洋洋〉也可見到全身使不出勁來，身體懶洋洋的，無法全力以赴工作的症狀。

健康時，全身都洋溢著生氣，肌肉也抖擻有力，腳步更是精神奕奕。但是，一罹患糖尿病，就無法感覺活力，做什麼事，總是馬上就有疲勞感了。

不只是糖尿病，工作太過疲勞時、感冒發燒時、營養不足、睡眠不夠等，都

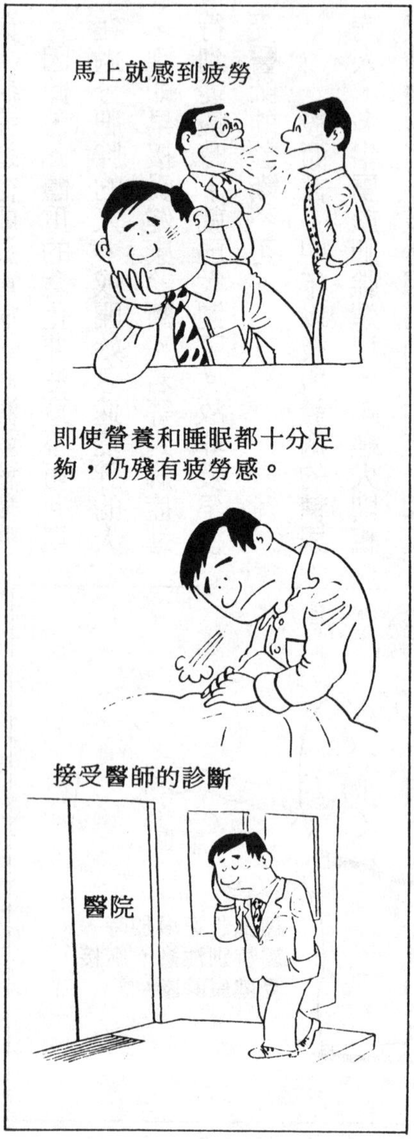
馬上就感到疲勞
即使營養和睡眠都十分足夠，仍殘有疲勞感。
接受醫師的診斷
醫院

容易有疲勞感。但，即使已攝取了充分的營養，且有了足夠睡眠之後，仍殘留疲勞感時，就有必要到醫師處就診了。

〈空腹多食〉食欲異常旺盛，即使吃得很多，仍有空腹感的人很多。

雖並非所有糖尿病人都會如此，但，因糖質被利用後，無法轉變爲能量，只

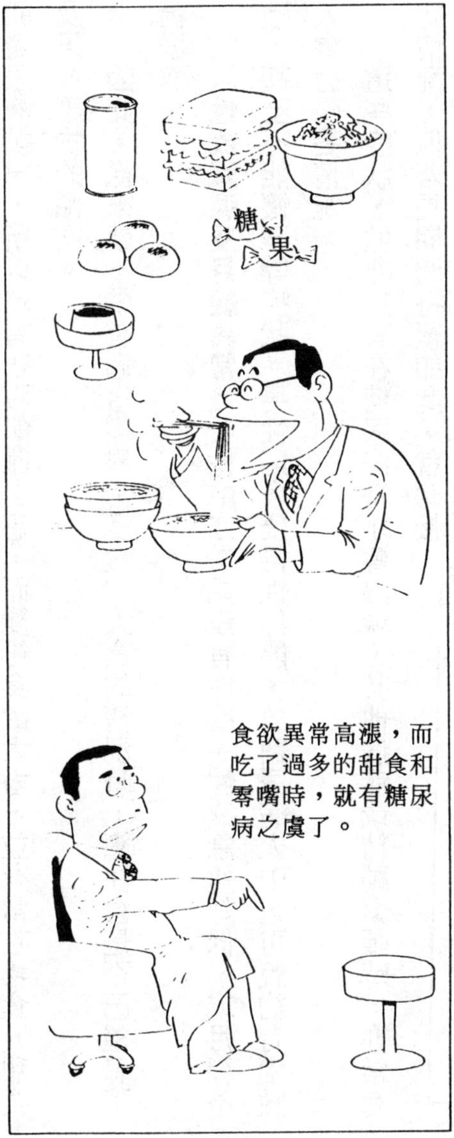

食欲異常高漲，而吃了過多的甜食和零嘴時，就有糖尿病之虞了。

能隨尿液排出，所以總有空腹飢餓之感，而變得食欲大增，並有常吃零食、甜食及果汁等物的傾向。

因此，從來就不曾有過這樣異常多食、大食的情況時，應注意是否已罹患了糖尿病。

〈性欲減退及月經異常〉女性中亦常見沒有性欲、性欲急速降低，或月經不順，甚至不能懷孕等症狀。男性則多變得性無能，故糖尿病人中，可說約有半數人會有陽萎情況。

這些症狀，並非只有在糖尿病時才會出現，其他病症或精神緊張時，亦常有此情況，但若長期間持續如此，就應接受醫師的診斷了。

〈皮膚搔癢，生斑疹〉糖尿病的人容易長出腫瘡、濕疹、水蟲等，且很不容易治癒。此外，肛門的周邊會有搔癢感，女性的陰部亦然，在夜晚睡覺時，

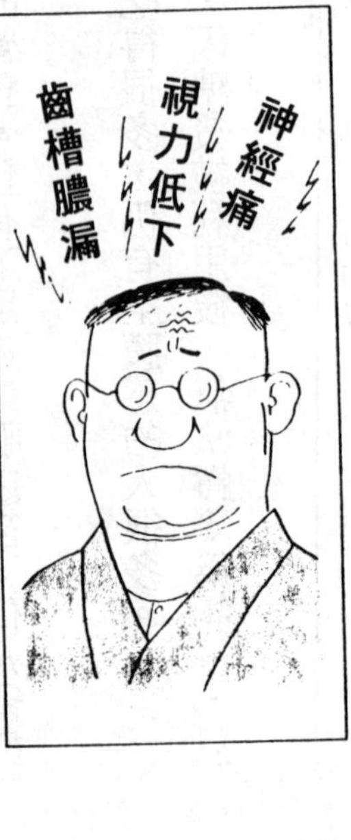

尤其更癢，令身體內有時亦有癢感。

因糖尿病而搔癢並非本身即有傷口或斑疹，而是皮膚的抵抗力變弱使然，一有發癢，立刻以手指猛抓，使容易產生傷口，細菌自此侵入，而易罹患皮膚病，且難以治癒。故，有必要注意切勿以手指抓癢，而應經常入浴，保持皮膚清楚。

〈其他〉 患有糖尿病者，其神經系統也很容易患病，甚至會感到神經痛、手腳麻痺、麻木的情形。此外，眼睛也很容易疲勞，眼睛模糊昏花、眼瞼長翳的情形也很常見。牙齒亦容易變壞，齒槽膿漏，齒牙動搖鬆脫等，都是糖尿病人所應注意。

尿糖檢查與血糖檢查

自覺有上述各式各樣的症狀之後，務必前往就醫不可。為了能夠早日發現及早治療，便需接受定期性的健康檢查，持續有恆地注意預防日常生活中的養生，以期不致罹患糖尿病及其他病症，應確實地自我管理健康。

超過三十五歲，乃進入該擔心是否有成人病的年紀了，為能防患成人病於未然，定期檢查扮演著重要角色。

若不幸，自己有了前述各種症狀，而有糖尿病之虞時，便應前往醫院，，進行尿液或血液的檢查不可。判斷是否罹患糖尿病，尿液檢查及血液檢查，乃不可或缺的判斷材料。以下便就此兩種檢查稍作詳細說明——

〈關於尿糖檢查〉

糖尿病的患者，並不一定必然出現尿糖。病狀輕的人，在進食前並沒有尿糖出現的情形尤比比皆是。相反地，出現尿糖，也不能斷定此人必罹患了糖尿病。因此，只靠尿液檢查，並不能輕易斷定是否罹患了糖尿病。

但是，糖尿病如所命名的字一般，乃出現有尿糖的病症，所以尿液檢查仍有其重要意義，在調查病症有無之時，是不可或缺的參考。

稍輕微的糖尿病，在早餐之後，只有在某段時間會出現糖分而已。因此尿液檢查，一般是在早餐後進行的。所以，帶著檢查的尿液前往醫院時，勿忘記在進食後取樣，此外，若能符合時間取樣亦可。

尿液檢查，以向來的「尼蘭得爾」法或蓄尿法為多，最近，亦普及使用檢驗

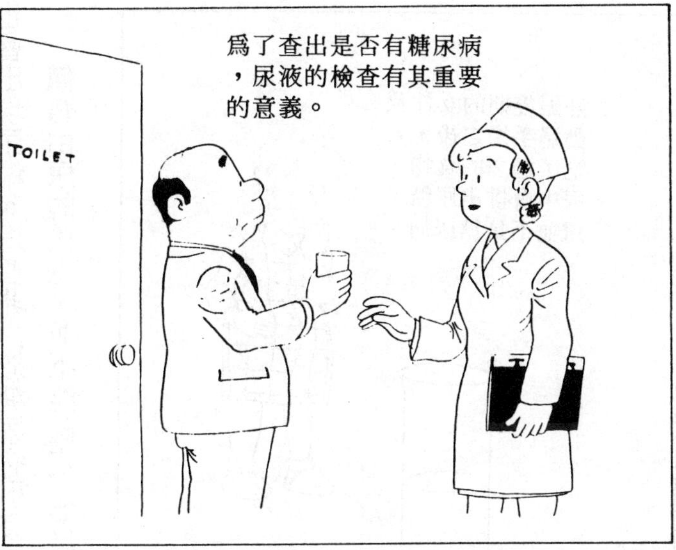
爲了查出是否有糖尿病，尿液的檢查有其重要的意義。
TOILET

紙帶或「克里尼斯迪克斯」等試驗紙，簡單的就能檢查出來的方法。

檢驗紙帶試驗紙，只在有葡萄糖時才會反應變色。「克里尼斯迪克斯」試驗紙，則不只糖分，蛋白質亦能被反應變色，在蛋白尿的檢查上，亦可派上用場。任何一種試驗紙，都是在吸收尿液時，根據變色濃度，來檢查判斷是否出現尿糖。出現濃度很濃的糖分時，試驗紙的變色濃度也會變濃，因此，馬上即可判別尿糖的濃度。

腎臟有障礙等腎性糖尿的情形，或妊娠後半期的女性，或接受胃部手術後，在空腹吃完大量米飯後等情形，尿中也會出現尿糖。這並非由於糖尿病引發的尿糖流出，故無需驚慌。

僅藉由尿的檢查，並不能確定是否罹患了糖尿病，其理由便是如此。

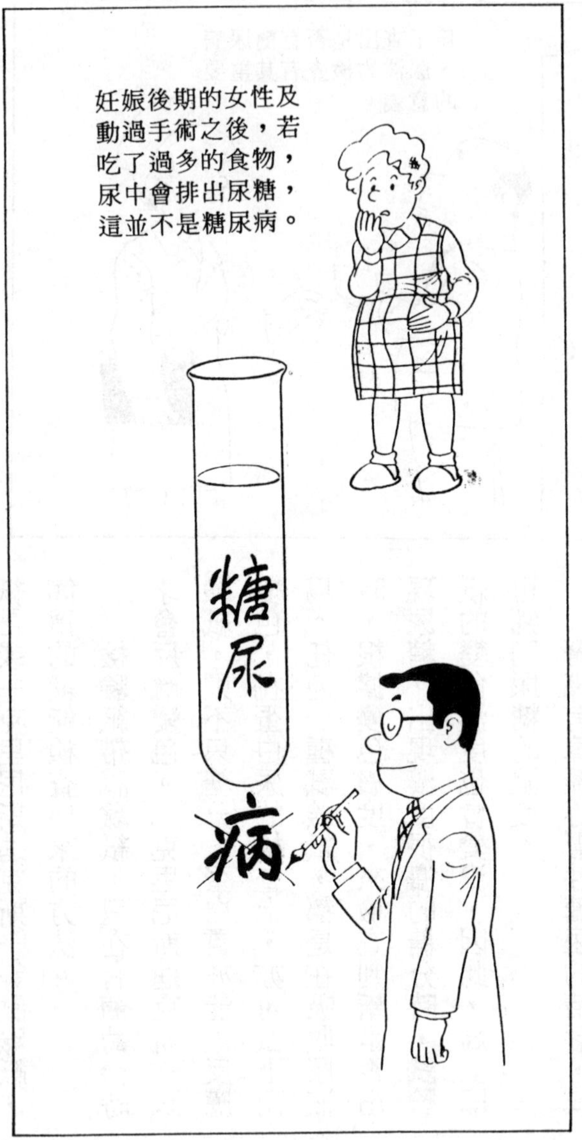
妊娠後期的女性及
動過手術之後，若
吃了過多的食物，
尿中會排出尿糖，
這並不是糖尿病。
糖
尿
病

〈關於血糖檢查〉

血液中所含的葡萄糖，我們通稱爲「血糖」，在罹患糖尿病時，血糖會增加，形成高血糖。

進行血糖檢查，不僅能夠正確知道是否罹患糖尿病，連糖尿病的進行程度都能一清二楚。此點，比起尿液檢查，更能清楚了解是否罹患糖尿病，這是決定性的根據。

亦即，健康者的血糖含量，在食前或食後三小時，大致都能維持一定。而糖尿病人，不能在體內將葡萄糖完全利用，因此，食後經過三小時，其血糖量仍然異常的多。

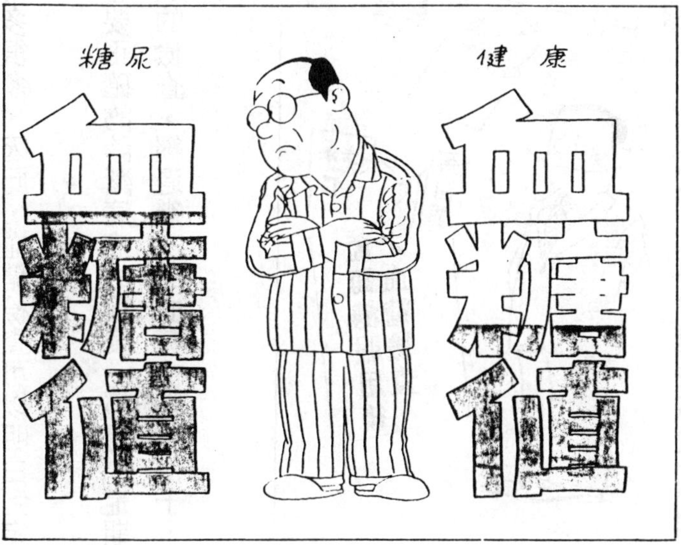

輕微的糖尿病人，其血糖並不較正常多很多，因此，血糖檢查可以明白判定何爲輕症，何爲重症。

血糖檢查有各式各樣的方法，但，若要正確的診斷病症的程度，經過一定期間的觀察是必要的，所以，不僅只有一次的檢查，經過幾次的血糖檢查的例子，亦常見。

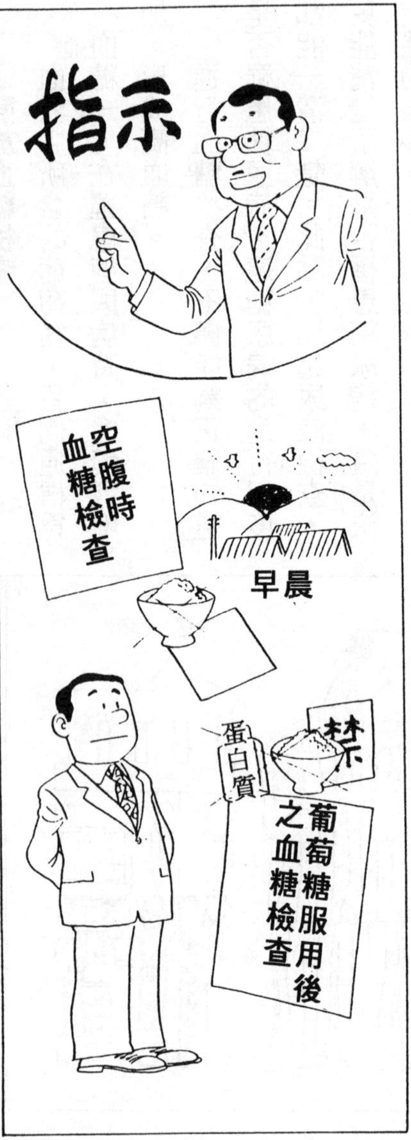

頗有醫學知識的人都無法自己進行血糖檢查了，更遑論對醫學毫無所知的一般人，因此，應順從專門醫師的指示，以適切的方法，在一定的時間帶裡，接受血糖檢查。例如，內服葡萄糖的血糖檢查時，絕不可進食其他東西，及禁止抽煙。此外，空腹時的血糖檢查，也應選擇早晨吃飯前這個時間帶。因此，留心選擇符合的時間來接受檢查是必要的。

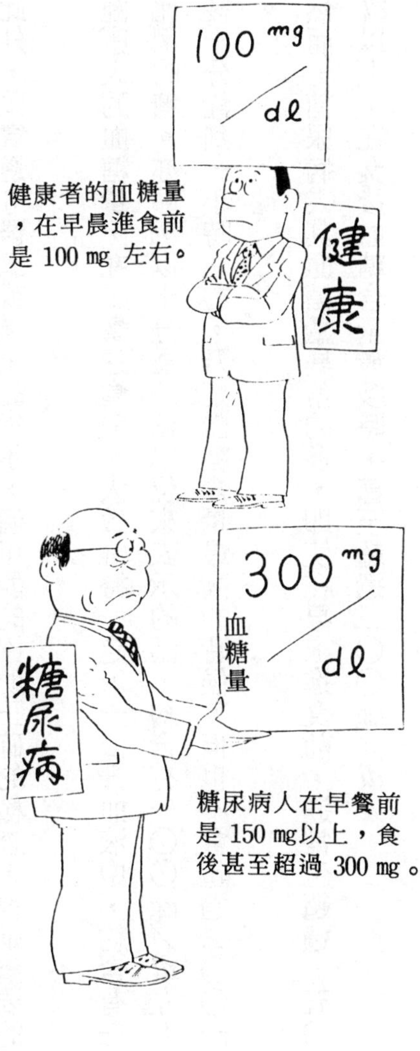

健康者的血糖量，在早晨進食前是 100 mg 左右。

糖尿病人在早餐前是 150 mg以上，食後甚至超過 300 mg 。

。

此外，確實遵守醫師或護士的指示，儘可能的協助正確的檢查，也是重要的。

健康人的血糖量，在早餐進食前，大致維持一定，一公升血液中，約含有一公克比例的糖。亦即，以十分爲一個單位來表示的話，約含有一〇〇 mg／*dl* 左右。食後十分鐘到一小時左右，乃是血糖含量最高的時候，但也不會超過二〇〇 mg／*dl*。

然而，糖尿病人其血糖量異常的多，即使在早上進食前，通常也超過一五〇 mg／*dl* 以上，在食後血糖含量最多時，甚至超過三〇〇 mg／*dl*。

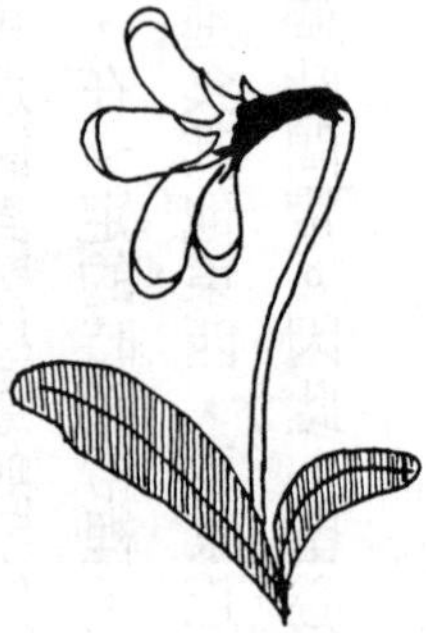

2 糖尿病的原因爲何？

胰島素不足

糖尿病的原因，可說是由於胰臟所分泌的賀爾蒙(胰島素)不足，而導致體內的代謝異常（葡萄糖無法充分被利用）所產生的。

胰島素是胰臟中，被稱爲胰島（langerhans）的細胞所製造的，它會流入血液中，順著血管，循環到身體各部。然後，身體各部便能夠將葡萄糖充分燃燒，而產生能量。因此，胰島素可說是擔任了一個非常重要的職務。

但是，基於某種原因，胰島素會變得不足，體內無法將葡萄糖充分燃燒，而導致能量不足。而所殘餘的葡萄糖依舊進入血液中循環，不久，便溶入尿液中排泄出來。這種由於醣類代謝異常，而引起的身體全體，尤其是以血管爲中心的障礙，稱爲糖尿病。

因此，糖尿病的直接原因，可說是由於胰島素這種荷爾蒙不足所引起的。

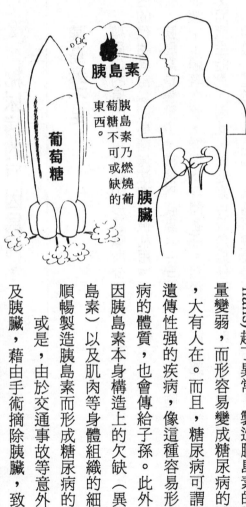

然而，胰島素不足的起因究竟爲何呢？

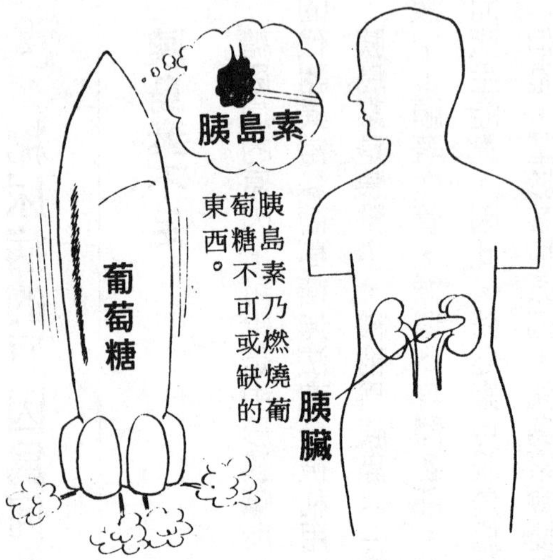

產生胰島素的胰臟之胰島(langer-hans)起了異常，製造胰島素的細胞力量變弱，而形容易變成糖尿病的體質者，大有人在。而且，糖尿病可謂是一種遺傳性强的疾病，像這種容易形成糖尿病的體質，也會傳給子孫。此外，也有因胰島素本身構造上的欠缺（異常的胰島素）以及肌肉等身體組織的細胞，無順暢製造胰島素而形成糖尿病的例子。

或是，由於交通事故等意外，而傷及胰臟，藉由手術摘除胰臟，致使胰島素無法完全被分泌出來，形成二次性的

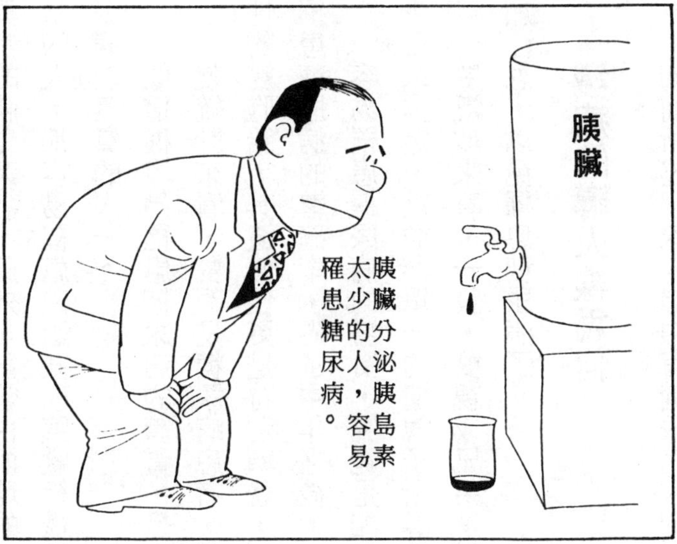
胰臟
胰臟分泌胰島素太少的人，容易罹患糖尿病。

糖尿病。

從腦下垂體或副腎，會分泌出一種對抗胰島素，使之功能變弱的荷爾蒙，若此荷爾蒙分泌過多，則將大大削弱胰島素之功能，也會形成二次性糖尿病。

糖尿病有遺傳性

如前項所敍，糖尿病的直接原因，及胰島素不足所致。

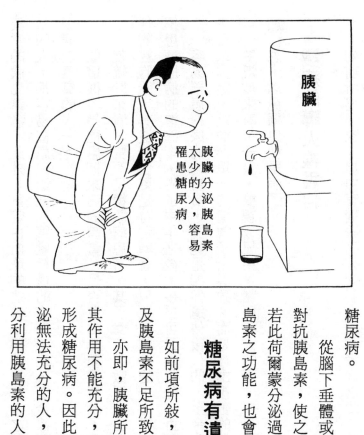

亦即，胰臟所分泌之胰島素不足，其作用不能充分，而產生代謝的異常，形成糖尿病。因此，胰臟內胰島素的分泌無法充分的人，或肌肉、細胞無法充分利用胰島素的人，或是體內只能產生

異常的胰島素者，此外，掌管白血球的遺傳，稱爲HLA之遺傳子的染色體有異常的人，都容易罹患破壞某種胰臟組織的病毒感染，這全都可稱爲「容易形成糖尿病之體質的人」。

像這種容易罹患糖尿病的體質，是否會由雙親遺傳給子女呢？

就統計來看，雙親是糖尿病患者，其子女有半數以上也會罹患糖尿病。一卵性的雙胞胎，其遺傳性更是特別顯著，只要雙胞胎的一方得到糖尿病時，另一方罹患糖尿病的準確率，過了中年之後，幾乎可說是百分之百。

容易罹患糖尿病的體質，究竟是如何遺傳後代的，至今尙不十分清楚，但至少可以推定，這並非單一的遺傳子所導致，而是經由複數的遺傳子所使然的。

廣泛地來看，一般，雙親或兄弟是糖尿病人的話，自己就要在日常生活中多加注意，以免罹患糖尿病了。

發病的導火線爲何

如前所述，家人之中有糖尿病人的話，便有發病之虞，此外，其他尙有那些發病的原因呢？

太過於肥胖者，在年輕時，雖不致導致發病，但十之八九，中年之後，其發病之危險性十分高。食後一小時，血糖值便大大提高者，非常容易發生糖尿病，過量飲食、運動不足等，都是導致發病的因子。此外，二次性的糖尿病之中，長期服用在醫院常常使用以控制糖尿病的合成 steroid糖劑者，亦十分容易誘發糖尿病，這是某種利尿劑，亦可使血清鉀值降低，而容易引發糖尿病。所以，在中止藥劑使用之後，又回復原來狀態的例子不勝枚舉。

女性妊娠，容易得到糖尿病也極爲明顯。特別是第一次妊娠時，比起第二次、第三次，更容易發病。在分娩巨大兒時，感到悸動或全身倦怠感時，尤要特別注意。

各種煩惱急增的中年以後，精神壓力也增多，而引起荷爾蒙的分泌變動，這也是成爲糖尿病的遠因。

如此一般，各式各樣的原因都可能是糖尿病的導火線，因此，自動自發定期接受健康檢查，管理日常生活的健康，改善飲食生活等，都應確實務實。

3 病狀的惡化及其併發症

不知不覺間惡化了

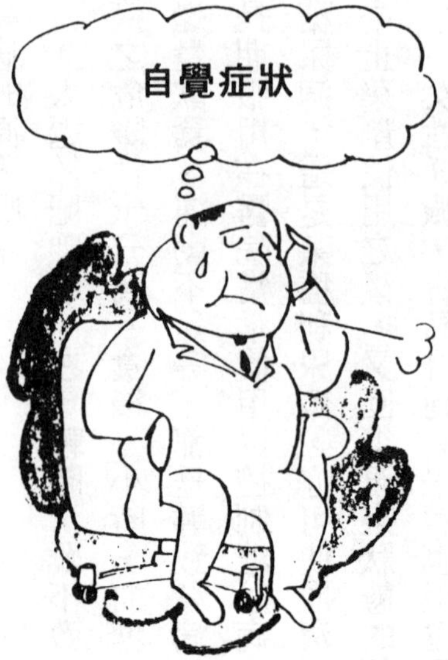

和其他的成人病一樣，第二型的糖尿病是在毫無所知下發病，而漸漸進行、惡化的病症，所以，患者本身多半根本不知道自己究竟在何時罹患了糖尿病的。

等到出現了自覺症狀時，病症已進行到相當程度，想要回復，在治療上也已相當困難了，患者本人也相當苦惱的例子很多。

此外，也有情況稍好而自覺症狀消失的情形。因此，患者應勤於養生，也有因此痊癒而不需到醫院就診的例子。

由於病症再度惡化，甚至比以前更嚴重，而急忙到醫師跟前哭訴的患者很多。因此，糖尿病是一種必須慢慢地持續養生、長期有毅力、保持強度自覺來治療的病症。

除了十分嚴重的情形，糖尿病的治療是以飲食療法及日常的養生為中心的，但是，病狀的進行程度，患者本身常無法自覺，稍不留意便招來大疾病。認為只要確實養生就能得到長壽，而在沒有感到病狀惡化時就停止養生之道，而終於短命的情形十分多。糖尿病也是很容易併發其他病症的病，因此，對於自己的身體應持有高度自覺，自我管理才是。

病狀可分為階段性的

第二型的糖尿病，其發病和進行狀態，一般都是經過其次階段，而漸漸進行的。

〈①初期糖尿病〉

發症之前的期間（知道是糖尿病以前），稱做「糖尿病前症」。

繼續受到容易罹患糖尿病體質遺傳的人，從出生到發病爲止的期間，都可以說是糖尿病前症。這個時期，即使檢查，都幾乎不能判定異常，其他症狀也完全沒有出現。只有眼底和皮膚等處，可看出和糖尿病時的血管障礙相同的輕微障礙。

糖尿病前症其次是可稱「潛在性化學性糖尿病」的時期。這個時期，在葡萄糖負荷試驗時，也不能看出異常。但是，雖看不出異常，但在給與叫做cortisone的副腎皮質荷爾蒙時，就可分辨其爲不正常。比起前期，可看出更多的血管障礙，此爲這個時期的特徵。

其次的階段，被稱爲「化學性糖尿病」的時期。這個時期，葡萄糖負荷試驗中，已出現異常，飲食之後，尤其可看出尿糖。但是，自覺症狀仍毫無出現。但是，在這個時期，若能接受集團檢診的話，多半可以發現罹患了糖尿病。集團檢診或健康診察，在這個時期可謂發揮了重要的效果，因此，在這個時期，應即早進行檢查。

〈②**顯性糖尿病**〉

因爲是顯性，所以罹患糖尿病的情形已進行到非常明顯的階段了。在這個階段，即使在早晨前的空腹時，血糖值也已相當高，尿中也會出現尿糖。當然，葡萄糖負荷試驗也已可明白斷定異常了。此外，也會引起血管障礙和其他合併症，自覺症狀亦十分清楚了。

一般而言，知道自己患了糖尿病的人，多半已進入這個階段了。

再則，以發生糖尿病的年齡層來分，年輕人比老年人症狀進行的較快，因此，年輕人一定要即早發現即早治療不可。發現的太遲的年輕人，因爲病狀的進行很快，所以多半是非常惡化的情況了。

各式各樣的病症及進行程度

前項已說明了，根據糖尿病進行的階段，可分爲初期糖尿病和顯性糖尿病等階段。但是，這些分類，是以多數的糖尿病患者的各種症狀以及進行程度來分其類型的，決非只是將一個患者的進行程度加以階段性分類而已。

發病的原因因人而異，進行程度和治療也各不相同。

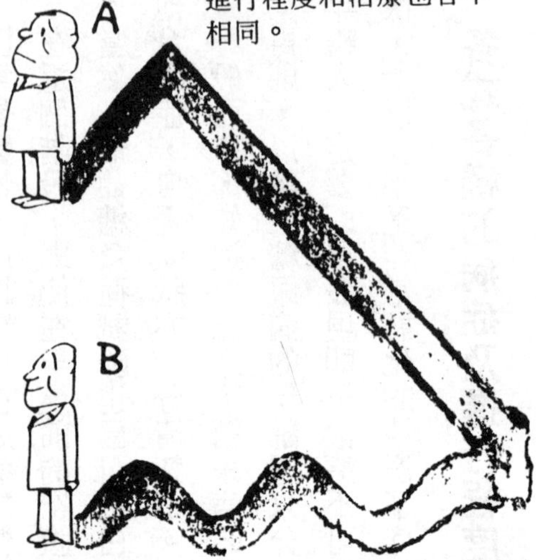

只要有任何可疑，應立即接受專門醫師的診察最爲良策。

所以，讀者的你，若本身是屬於容易罹患糖尿病體質的人，並非一定會經過實際罹患糖尿病，再經過初期糖尿病的時期，變成顯性糖尿病，而漸漸病症惡化這個過程。

也有即使已出現糖尿病兆候，卻長期都不會病症惡化，始終都是處在初期糖尿病階段，而過其一生的人。相反地，也有急速病症顯化，而演變顯性重症的人。

因人而異，糖尿病的發病方式及進行程度各不相同，完全可說是千差萬別的。

因此，同樣是糖尿病患者，A者經過了那些階段，便推論B者也必定會經過那些相似階段，這是不成立的。

有疑似糖尿病症狀的人，非馬上就診專門醫師，遵守醫師的指示，患者本身確實進行自我的健康管理不可，便是基於這個理由。

一般來說，第一型的糖尿病進行較早，第二期糖尿病則以成人居多，進行也較慢，但這決非沒有例外的，因肺炎等感染病，而急速變成意識不明的重症之例屢屢可聞，非十分的注意不可。

併發症出現時的一般性注意

合併引起某種疾患的其他病症，稱爲「併發症」。糖尿病也有各種併發症。

糖尿病是人體內無法充分利用葡萄

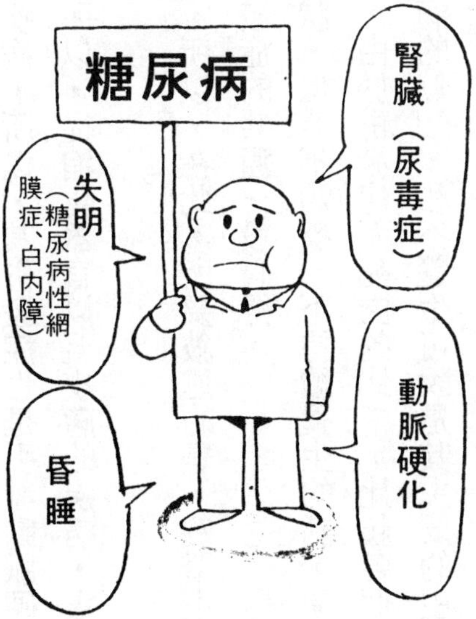
糖尿病
腎臟（尿毒症）
動脈硬化
失明（糖尿病性網膜症、白內障）
昏睡

糖的病症，亦即由於代謝的異常而引起的疾病，所以，其併發症也是引發動脈硬化及高血壓等血液循環系統毛病的疾病，所以，從消化器官以至皮膚的疾病，這廣泛的範圍都可見其併發症。

有關這些併發症，在第五章會有詳述，所以，在此，所要敍述的是，例舉主要的合併症，及初步的注意事項及各種併發症的共通一般心得。

糖尿病這種疾病，雖不是多可怕的症狀，但若不治療、不持續養生的話，便會引起各種併發症，終至不可收拾。因此，由於併發症而死亡的比率，比起各個國家，日本要高出很多，一般人對於糖尿病的無知，和不養生可說是其主要的主因。

因此，不只是對糖尿病，因其引起的併發症也應持有某種程度的知識，即早防患未然才是。

其次，介紹各式各樣的併發症。

①酸血症及糖尿病性昏睡

糖尿病成爲重症時，葡萄糖會無從被利用，無法分解成維持生命能量的脂肪和蛋白質，只會分解脂肪。

但是，要完全進行脂肪的分解，糖質的分解時之能量，是不可或缺的。所以，糖尿病時，脂肪的代謝也無法順利進行，而血液中的脂肪分解物（膽固醇體）則漸漸增多。

這種膽固醇體的增加，會使得血液傾向酸性，由於血液酸性化而產生了「酸血症」。

變成了酸血症，意識便會開始模糊，嚴重時，便會成昏睡狀態。這叫做「糖尿病性昏睡」，發現胰島素之前，因此死亡的人數非常多。

最近，治療法漸漸進步，所以，耽於昏睡中的例子減少了，但是，即使服用了胰島素或內服藥物時，仍要注意昏睡症。

罹患糖尿病的人，非要注意不可的就是，飲食等日常生活中的養生，應確實遵守攝取營養，爲了不使糖尿病繼續進行，接受醫師的診斷得到完全的治療爲其基本。此外，因工作或旅行，而無法就診醫師時，也應事先與醫生懇談，在此期間能得到內服藥等等預備。萬一，旅行時感到身體異常，應立刻前往當地的醫院

若出現身體疲累或頭重腳輕的症狀時，應立即就醫檢查。

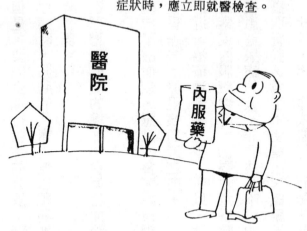

，告知糖尿病情形，以期得到適切的處置。身體懶倦或意識稍有模糊、頭重腳輕時，應儘可能即早到醫院就診。

②心臟障礙等血管衰弱

糖尿病人，其身體各部的血管會提早老化，引起動脈硬化等血管的衰弱症。

因此，心臟產生了狹心症或心肌梗塞等狀，腦則會引起腦出血和腦軟化，腎臟則出現了腎機能障礙等等，各種障害都很容易趁此機會發生了。

心臟障礙引起的呼吸困難及意識障礙，是糖尿病的併發症之死因中，最多的一種，所以非常可怕！

因糖尿病而併發高血壓的人，腦中風而死的例子也不少。因是急劇的發作，所以非常危險。

血管會漸漸地衰弱，所以，除了以上的部分之外，身體各部也會漸漸出現各種慢性的疾病。

③各種感染症

糖尿病人，對於細菌的抵抗力會變弱，所以，容易受到細菌類的感染，非常難以治癒。因此，皮膚容易出現膿瘡，也容易罹患感染性的斑疹和濕疹等。

特別是容易罹患呼吸器官的感染症，肺炎、肺結核、肺化膿症等都相當常見。這些呼吸系統的疾病，合併了糖尿病時，不單是易患疾病，更會助長了疾病的進行而惡化，有注意的必要。

④神經障害

糖尿病人也容易引起神經的障害，手腳麻痺、感覺遲鈍，也常有神經痛的例子。

⑤糖尿病引起的眼睛的併發症

產生的糖尿病性網膜症和白內障，都可能導致失明，近年來，我國失明的原因之中，因糖尿病引起的案例急增。

產生的陰萎（陽萎），也可說和神經障害不無關係。

⑥對於併發症的注意和預防

糖尿病人，應不斷持續有恆地進行：

①從專門醫生處得到適切的藥劑療法。

②日常生活中正確的飲食療法。

③適宜的運動。

若能如此，前述的併發症便不會產生，也可得到長壽延年。

糖尿病由於自覺症狀幾乎發現不到，常會延誤治療，及怠於養生，這常是引起上述併發症最大的誘因。拜訪專門醫生、接受定期性檢查、遵從醫師指示、服用藥物、以及注意飲食生活、持續養生之道，都是預防併發症的基本。萬一不幸併發了併發症，遵從專門醫生的指示，接受正確的治療，是最重要的大事。

4 怎樣的人應特別注意

雙親有糖尿病人

各種疾病都有容易罹患的人和不容易罹患的人，糖尿病的情形也是如此，有容易罹患之體質的人，也有不容易罹患之體質的人。

不幸是容易罹患糖尿病之體質的人，首先應了解擁有預防的知識，防患糖尿病於未然。若不幸得到了糖尿病，若能清楚知道自己的體質，注意養生的話，也必能止於輕症不再蔓延。即使遭遇相同疾病或災害的人，事前就可預知加以注意的人，和完全不知情的人，其結果便會出現大大差異。

在此，便希望並呼籲容易罹患糖尿病體質的人，能夠留意事前的注意事項。勤於日常生活中的養生之道，便可預防糖尿病的產生。

糖尿病原因之胰島素不足的體質，雙親會遺傳給子女，在前已述。因此，自己的雙親有糖尿病時，自己便要有自己也可能是容易罹患糖尿病的體質之中的一人之自覺。

根據過去統計的例子來看，只有單親是糖尿病人，其人得到糖尿病的比例較小，但雙親均爲糖尿病人，則有半數（五〇％）以上的人，會得到糖尿病。所以，父母親（特別是雙親）是糖尿病人時，自己便要有自己是容易罹患糖尿病體質者，應注意日常生活中的飲食生活等。

雙親均爲糖尿病人，尤應特別留心日常生活，以防止糖尿病的產生。預防應留心的飲食及注意，和健康管理等，請參考第三章及第四章。

兄弟中有糖尿病患者的人

糖尿病是有遺傳性的疾病，所以，兄弟姊妹中若有糖尿病人的話，比起其他健康的家庭，其罹患糖尿病的比例的確高出很多。但，這不包括因手術摘除胰臟結果，發生二次性的糖尿病之比例。容易得到糖尿病之體質，會由雙親傳給子女，應以一次性糖尿病的場合來考慮。

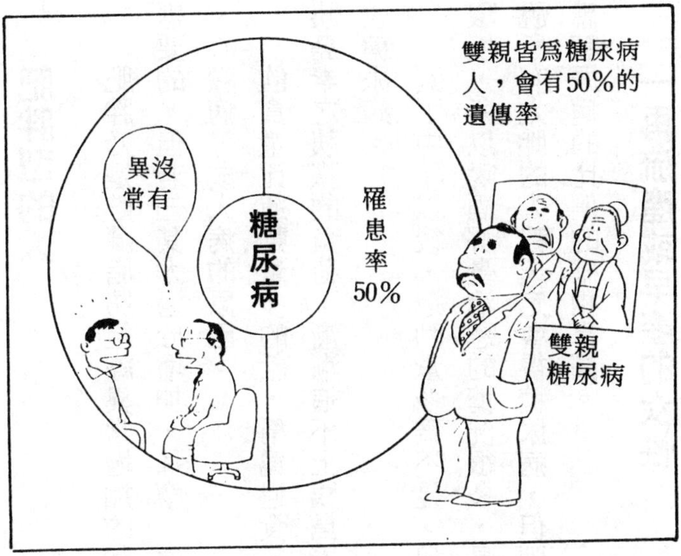

兄弟姊妹中有人得到糖尿病時，和單親得到糖尿病時，自己也得到糖尿病的比例大致相同程度。有此情形的人，應注意健康管理、確實接受定期檢查、勤於預防才是。

兄弟姊妹是一卵性雙胞胎時，在遺傳學上，如同一人的情形一樣，若一方有糖尿病的話，那麼，另一方得到糖尿病的可能性極高。

此時，應就診專門醫師，遵守醫師的吩咐，小心飲食。特別是隨著年齡增加，要更加注意出現糖尿病的可能性也隨之增高。

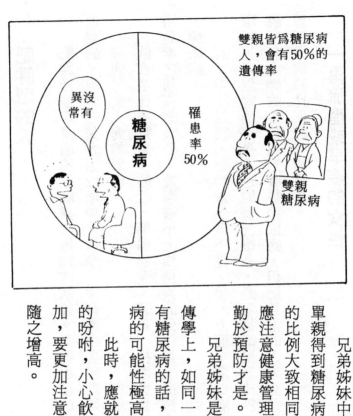

肥胖型的人

肥胖乃是貯藏脂肪組織異常增加的狀態。某種程度的脂肪組織對每個人都是需要的，但若任其太過於增加，那麼，便會產生各種問題，形成糖尿病、高血壓、心臟病等成人病的原因。

飲食量比運動量多的話，稱爲過食，若長期持續過食的狀態，便會加大分泌胰島素之胰臟的負荷，漸漸追不上胰島素的分泌量，血液中的糖質會增多，而形成糖尿病。

到了中年以後，運動量多爲不足，另一方面，處於容易引起精神焦慮的生活環境，所以喝酒解憂消愁的情況很多，是容易漸漸形成糖尿病的環境。雖然不能說所有太胖的人都一定會得糖尿病，但肥胖型的人，必須注意，比起其他人，罹患糖尿病的比例的確相當高。

一再流產或早產的女性

女性結婚後的妊娠及生產，都會擔負相當大的體力消耗，所以，比起男性，身體的變化及荷爾蒙的變動都會加大，較男性更容易得到糖尿病。

患有妊娠中毒症或羊水過多症的女性，以及一再流產、早產、死產的女性，可以說是容易得到糖尿病的人。

此外，產下巨大兒（體重三八〇〇克以上的嬰兒）的女性，患糖尿病的比例亦十分高，所以非注意不可。患有糖尿病的女性，有將近二〇％的人，過去都曾產下巨大兒。

所以，曾經流產或早產的人，或產下巨大兒的人，生產後應接受醫師的診察，並就糖尿病的預防，好好諮詢、懇談較爲妥當。

胃動過手術的人

動過胃手術，切除胃的人，吃下的東西，容易馬上直行到腸，營養分會提早被吸收，因此，血液中的糖分也會急速增多，引起代謝的異常。動過胃手術的人，回復後也時常會到醫院就診，詳查手術後的經過，但，此時，亦應建立飲食計畫，以預防糖尿病，避免暴飲暴食，並勤於養生之道。飲食並不只是菜單，花較長的時間，慢慢地進食等，有必要花較大的工夫在飲食方面。

此外，過去患有胰臟炎或膽結石等疾病的人，也有預防糖尿病的必要。

常服藥物的人

會帶給糖尿病惡影響的藥物，主要有副腎皮質荷爾蒙劑，和降壓利尿劑等。無論如何，會惡化葡萄糖的代謝，誘發糖尿病之虞的藥劑，若長期服用則十分危險。特別是肥胖型的人，或父母兄弟有糖尿病的人等，是容易得到糖尿病之體質者，在使用這些藥物時，應與醫師正確溝通之後使用。

副腎皮質荷爾蒙，是患有神經痛或神經衰弱時使用的藥物。降壓利尿劑則是在利尿（爲使尿液容易排出）及降低血壓時所使用的。

除了這些藥之外，還有會惡化糖尿病的藥，所以，在服用藥物之際，應向醫師詢問後使用。特別是在藥局買的藥，應確定該藥沒有副作用後才能使用。

第二章　如何預防及早期發現

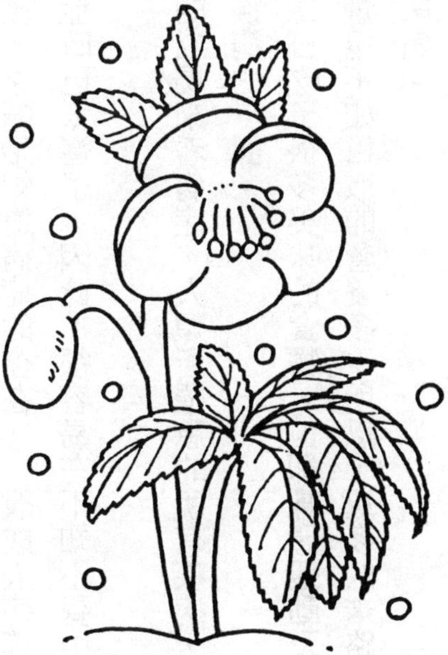

1　如何預防的基本心得

不輸給自己的態度

有名的美國內科教科書的開頭是這樣寫的：「痛苦，是神的發給」。人感到以痛苦爲首等各式各樣的自覺症之後，才開始知道病症的存在。一般成人病等疾患，都是慢慢的進行，待出現自覺症時已太遲了，因此，很容易在不知不覺中，自己的身體已然惡化了。

也就是，改變一下看法，以神的立場來看病症，人類所罹患的所有疾病，患者都是因喜好某種東西，而引進了疾病的一面。

糖尿病也不例外，喜好美食而每日吃了很多美味的食物，但卻嫌惡運動及肉體勞動，不喜流汗，因此消費的能量遠不如攝取的營養多。所以，過多的卡路里致使身體過分肥胖，漸漸誘發了糖尿病。

這可說，完全是因爲自己而得到疾患的最惡例子。

疾病的預防，完全是從强烈的意志力，不輸給自己的態度開始的。

每日三餐攝取營養均衡的飲食，好好的吃——但若要長期持續這樣的習慣，家庭全員都要有堅强的意志力不可。一天捕魚、三天曬網的話，每天睡的過晚而不吃早餐，或宿醉而犧牲午餐等……將會使規律的正常生活習慣崩潰，大大地擾亂了身體情況。

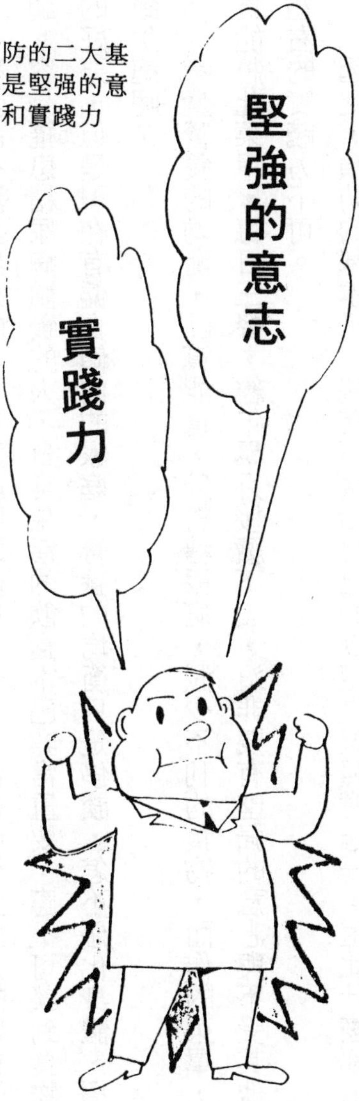

預防的二大基本是堅强的意志和實踐力

對食品有激烈好惡的人，在家庭中即使只有一個，也會使得全家人的營養失調。容易罹患糖尿病體質的人，日常生活的飲食本已非常重要，應不可談到食物的好惡，但是，在有偏食傾向的家庭，營養的均衡只是侈談，怎不惡化身體、招致生病呢？

考量營養的均衡，計算能量，針對糖尿病，減少不利的食物，而作的菜單，爲能將此菜單，每日三餐，經年累月接續下去，這非要有堅強的意志與不受其他左右的實踐力不可。

因此，預防的基本是「持有不輸給自己的欲望之堅強意志」，這比什麼都重要。

三餐飲食要攝取必要的營養

爲了維持健康，規律正常的飲食，比什麼都重要。所謂規律正常的飲食，就是：①遵守每日三餐定時的飲食，②飲食不可太過與不足，維持每餐八分飽的定量，③考量營養均衡，訂定菜單。這三點應牢牢遵守。

營養如何的均衡、良好，或營養攝取量怎樣地適切，若是三餐沒有定時或不吃，對身體一樣不好。營養分被消化吸收後，適度的消費，再將老廢物排泄出來，這會花費一定量的時間，可謂每日的生活規律。

三餐飲食，是人類長年累月必需要有的生活規律，符合這個規律的定時用餐，非常重要。用餐間隔時間太長或太短，都會擾亂規律，惡化身體狀況。

因此，①之定時飲食，是非常重要的。

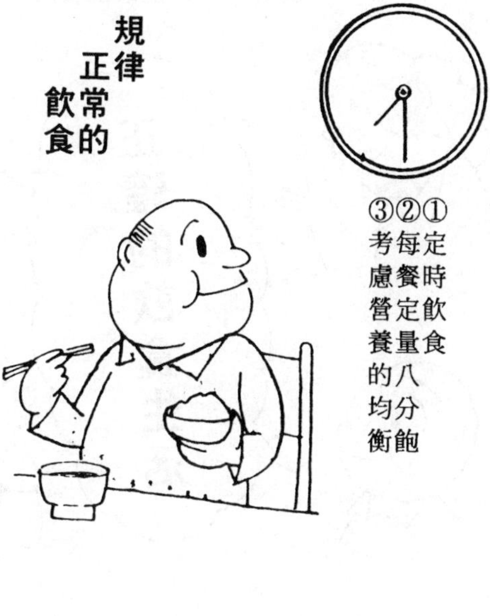
規律正常的飲食
①定時飲食
②每餐定量八分飽
③考慮營養的均衡

②飲食不太過與不足，是指確實考量一日之營養所需之量，自然而然能一目了然。

由於近來的豐衣足食，使得過量的飲食，導致攝取太多的能量成爲問題，也使得過胖兒童及糖尿病患者與日俱增。因此，計算能量，決定一次所需之飲食量之計算概念，不能不知道。套句從前的俗語，「餐餐八分飽」，這句話對於飲食生活環境豐饒的今日，乃是不可不遵守的金玉良言。

③之營養均衡，乃是指：a、醣質與脂肪等能量來源適度，b、蛋白質只攝取必要之量，c、維他命及礦物質也只攝取其必要量，此三點之要約。

向來，家庭主婦就扮演了準備飲食三餐之重要角色，但切不可只聽任主婦

關心全家人是最重要的。

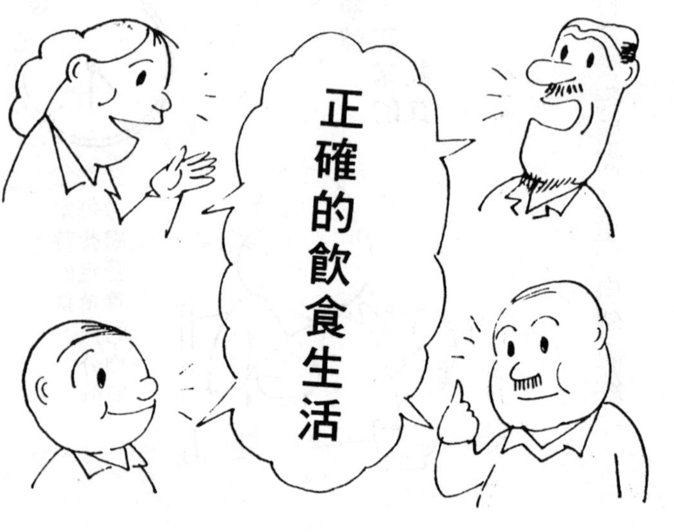

之好惡，一定要照顧到全家人的必要量，付出關心不可，尤其是，雙親或兄弟之中有人是糖尿病患者的家庭，或全家都太過肥胖，以及有主婦產下巨大兒或流產、早產的家庭等，丈夫及子女們都應予以全盤的關切，從自家健康由飲食開始……應眞正去體會與實行。子女若是中學生左右的年紀，其需攝取的營養均衡及能量計算，都非正確考量不可。對於小孩，也應積極地予以關心。

預防糖尿病，首先最重要的事就是每日的飲食，因此，前面敍述之①②③，應積極地關心全家人，並予以實踐。

預防萬病，三餐的飲食，可謂是最具效果之特效「藥」。由糖質的代謝異常而引起的糖尿病，更應考量「飲食就是藥」這個含意。

應確實了解自己的身體

普通一般人，對於自己的身體都不太了解。雖然相當清楚頭髮的特徵、臉的青春痘或黑斑，以及手腕之痣等，但，對於身高體重的增減、以及身體狀況每日如何變化等，則不太了解吧！更何況，內臟和循環器官是否正常運作，當然可能是毫無所知的。

平常人，在患腸胃病之後，才會意識到胃或腸的存在，而在遭遇心臟障礙之後，才明白心臟之大概。在患病之前，爲何不能夠稍稍了解自己的身體一下呢？

增加自己對於身體各部器官之功用的知識，意識健康時各個臟器、系統的情況。若能如此，對於維持健康、防止病痛，就能有無比的功用了。

強烈意識身體各部（特別是內臟）的存在，並經常注意，便能清楚發現到何時有異常或遲鈍的壓迫感，微弱的悸動或呼吸困難，以及脈搏的變化等。此外，這對疾病的早期發現和預防，都有很大的幫助。

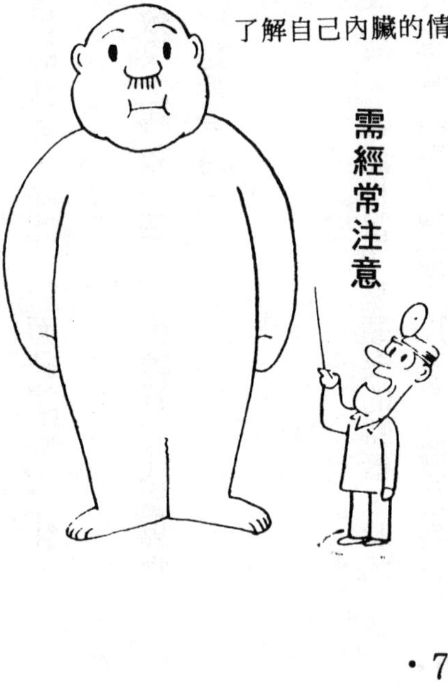

了解自己內臟的情況

比起對身體構造一無所知，毫無所感身體情況變化的人，前述的人，更能及早發現身體的異常。一發現到異常，便能馬上到醫院，接受醫師的診察。

如此一般的預防及有積極意欲要早期發現的人、對於人體的構造圖等，也很想清楚了解吧！市面上所賣的人體圖鑑或中學、高中生的理科教材等，針對人體各部構造，都有一目了然的圖解。此外，家庭醫學事典上，不只是糖尿病，所有各種疾患的症狀及早期發現之重點等，也都有詳細的刊載。

希望每個人都能參考這些文獻，累積有關預防及早期發現的知識。

此外，備有體重計或血壓測定器等，也可在入浴時測定自己的體重，注意到自己體重的變化。肩痛或站起來時頭暈等情況，都可以自行在家裡測定血壓。

所謂肥胖，就是比標準體重超過一〇%以上，因爲肥胖型的人，患糖尿病的比例很高，所以，應經常測定體重，不致成爲肥胖型的人，以預防糖尿病之產生。〔標準體重＝身高 cm－(100～105)〕

還有，也應時常測定血壓，注意保持自己的血壓正常，以防糖尿病與高血壓的併發症。

各身高正常體重表

（男性）

身高 (cm)	體重 (kg)					
	20～29歲	30～39歲	40～49歲	50～59歲	60～69歲	70歲以上
140	4				42.7±6.8	42.5± 8.0
145	45.±5.3	45.2±6.2	45.9±6.8	45.7±6.8	45.6±6.8	44.9± 8.5
150	58.±5.7	48.5±6.7	49.3±7.3	49.0±7.3	48.5±7.2	47.3± 9.0
155	51.±6.0	51.8±7.1	52.7±7.8	52.1±7.7	51.4±7.6	49.7± 9.4
160	54.±6.4	55.1±7.6	56.1±8.3	55.3±8.2	54.3±8.1	52.1± 9.8
165	67.±6.8	58.4±8.1	59.5±8.8	58.5±8.7	57.2±8.5	54.5±10.3
170	61.±7.3	61.7±8.5	62.9±9.3	61.7±9.1	60.1±8.9	56.9±10.7
175	64.±7.5	65.0±9.0	66.3±9.8	64.9±9.6		
180	7.±7.9	68.3±9.4				

（女性）

125						34.6±6.5
130					37.6± 7.4	37.1±7.0
135	41.±4.4	41.1±6.7	42.0± 7.4	42.2± 7.8	40.6± 8.0	39.6±7.5
140	43.±4.7	43.8±7.2	44.9± 7.9	45.0± 8.4	43.5± 8.6	42.1±7.9
145	46.±5.0	46.5±7.6	47.7± 8.4	47.8± 8.8	46.4± 9.2	44.6±8.4
150	48.±5.3	49.2±8.1	50.6± 8.9	50.6± 9.4	49.3± 9.7	47.1±8.9
155	51.±5.5	52.0±8.5	53.6± 9.4	53.4± 9.9	52.2±10.3	49 6±9.4
160	53.±5.8	54.6±9.0	56.4± 9.9	56.2±10.5	55.1±10.9	
165	56.±6.1	57.3±9.4	59.3±10.4			

<註> 1、這是以身高區別表示正常體重的圖表，以5cm爲一單位。

2、20歲、40歲、60歲是1970年調查結果，30歲、50歲、70歲是1971年調查製成的。

以年齡區別，統計的血壓狀況

年　齡	正　常(%)		準高血壓(%)		高 血 壓(%)	
	男	女	男	女	男	女
20～24	85.3	94.7	12.3	4.6	2.5	0.6
25～29	82.8	93.5	12.3	5.0	4.6	1.5
30～34	75.9	90.0	18.0	7.1	6.0	2.9
35～39	67.2	77.3	19.1	14.3	13.5	8.4
40～44	65.4	68.4	18.6	20.9	16.0	10.7
45～49	59.4	61.3	20.1	19.8	20.6	18.8
50～54	46.8	51.3	23.7	22.1	29.5	26.3
55～59	42.6	38.3	23.9	25.1	33.5	36.3
60以上	26.9	21.4	27.6	27.7	45.3	50.9

＜註＞1、正常是最高血壓在90~140之間，最小血壓在90以下，準高壓與最高血壓在140~160，最小血壓在90~95；高血壓的最高血壓超過160或最低血壓超過 95以上謂之。

定期接受健康檢查

由於糖尿病在輕微時，幾乎沒有自覺症狀，因此，接受定期性的健康檢查，對早期發現非常有用。

診斷的結果，完全沒有發現異常時，眞是謝天謝地！直到接受下次的診斷爲止，還保有維持健康的意欲，這對疾病的預防，也有莫大功用。

接受定期性的健康檢查，對健康的關心度也會提高，防患疾病於未然的意欲也會因而產生，所以，對所有方面，都可說是進往好的方向。

尤其是過了四十歲，接受定期性（

一年兩次）的尿液及血液檢查，是非常必要的。不只是糖尿病，若能接受相關其他成人病的檢查的話，也更能夠安心。

在大企業或學校裡，都有針對社員及全體學生舉行的集體診斷，中小企業或自營業，以及家庭主婦等情況，也有以市鄉鎮單位舉行的健康檢查以供利用。

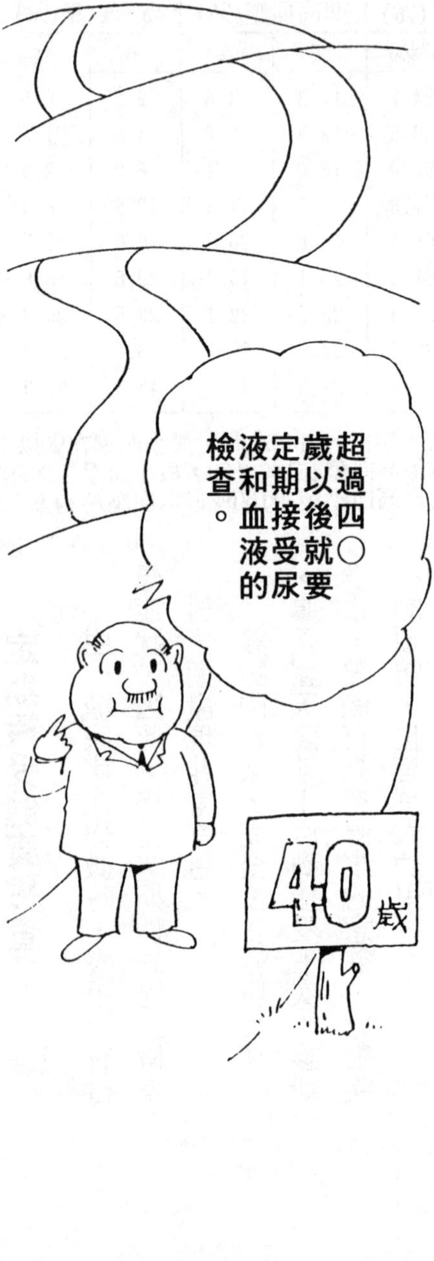
超過四〇歲以後就要定期接受尿液和血液的檢查。
40歲

就糖尿病，全國性舉行的糖尿病研究班的集體檢查，也可以簡單的方法得到結果。在此集體檢查中，疑似糖尿病的人，幾乎是過分肥胖的人，所以只針對肥胖者再進行精密檢查，不需花費很多時間和麻煩，故相當順利。若非肥胖型的，也可以放心了。

食品計劃

糖尿病人，可藉由飲食療法，來限制能量（卡路里）的過剩。再則，亦可有效抑止淹漬、滷煮等塩分過多的食品之攝取，可以注意到不致攝取到過多的塩分。

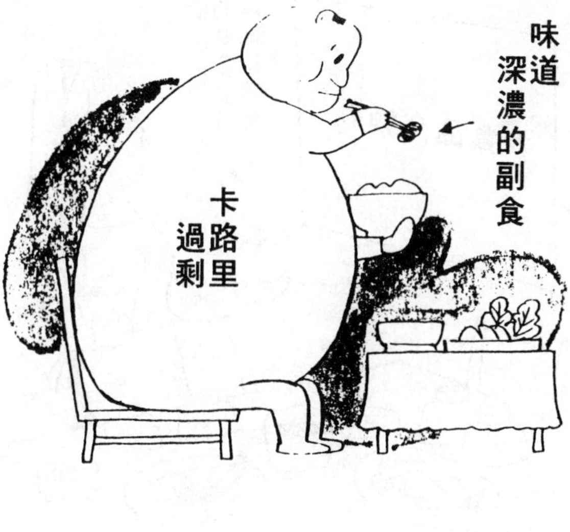

但是，這不只是僅對糖尿病人，對健康人而言，日常生活也可有預防的效果。

由於一餐接一餐的日常生活飲食，若是味道深濃的料理及湯食等，不知不覺可增大食量，而加之辛香塩味的酒肴，亦可加大啤酒和酒的飲量。

煮的魚等等塩味重的食物，相對的，砂糖的用量也會增多。因此，味濃的食物，會致使不知不覺間喝了過量的酒和攝取了過多的食物，而造成能量過剩。

就這樣，急速地肥胖，而容易引起動脈硬化和高血壓的產生。

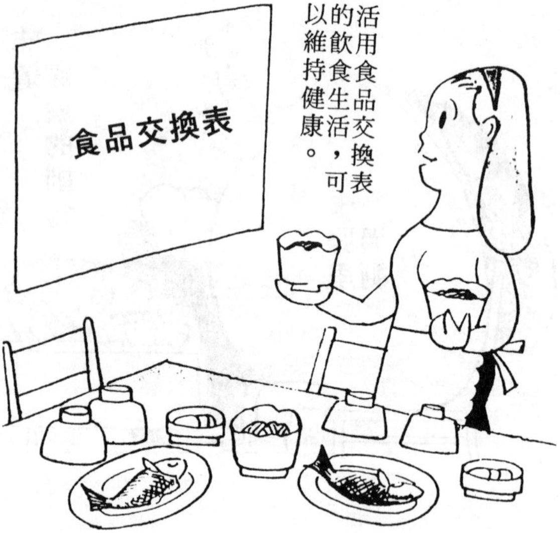
食品交換表
活用食品交換表的飲食生活，可以維持健康。

所以，在健康的時候，就應注意儘量吃味道淡、塩分少的食物，不使熱量過高，永遠保持健康。

母親的味道，可能左右一個人一生的喜好，因此，吃清淡的食物，這對小孩而言，也可說是很重要的家庭教育之一，非實行不可。

若感覺尚不足飽，可以蔬菜或水果來補足，減少米飯、麵食、麵包等食物，自然而然就能減輕能量的過剩了。若可充分利用食品交換表，簡單地了解每日飲食應吃什麼好，把能量的計算成爲習慣，交換成各種食品，使能享受到富有變化，多樣性的飲食生活了。

藉由計算食品的能量，以及三餐的清茶淡飯，可以常保全家人的健康，所以，務必切實實踐，以預防糖尿病等討厭的成人病。

適度的運動

維持健康、預防疾病的發生，適度的運動也是不可或缺的。運動可以促進身體能量的消費，因此，可藉此放出身體內過剩的熱量，並防止肥胖之產生。此外，亦可促進血液循環，預防血管系統的疾病。

但是，所謂適度的運動，且不可運動過分激烈，禁止一天捕魚三天曬網的中途而廢地持之以恆等，都是很重要的。應好好地將自己以前曾得的病，與醫師誠懇的談過之後，採取適合自己的運動及時間。

一說到運動，便會令人連想到高爾夫球、網球、散步或慢跑等，但不僅如此，喜歡弄景玩石的人，可以將設計佈置庭院視爲興趣與運動，盆栽的培育及含飴弄孫等，也都是良好的運動。只是，佈置庭園與培育盆栽等，是較需費到腰力的長時間作業，因此，應儘可能也做一些可以伸展腰部的其他運動。也就是，活動平常較不使用的肌肉或關節，將運動澗及全身爲最佳。

愛好寵物小狗的人，可以帶到公園遛狗；與子女玩投球接球或打羽毛球；以及與孫子至公園嬉戲等，完全都是好的運動。因此，早些找出適合自己的運動，積極地活動手腳，可常保青春健康。

庭院的掃除或走廊的清潔等，也是不錯的運動。既可活動筋骨，又可做家事，可將之納入生活中的作息規律。

2 怎樣的誤解會妨礙早期發現

沒有出現尿糖就不是糖尿病

認爲患尿糖病就應該出現尿糖的人，應該不少吧！這樣的人，很可能因爲一次的驗尿沒有出現尿糖，就認爲自己沒有糖尿病，而暴飮暴食、飮食無度，且不注重日常養生，致使病狀急速地惡化。

確定是糖尿病時，尿中很可能混入糖分排出，此乃其特徵之一，但病症若在輕微時，也可能完全沒有尿糖。因此，只是一次驗尿沒有糖分出現，決不可因而斷定沒有糖尿病。應詳觀之後的經過，或進行血液檢查，方可正確地斷定是否罹患了糖尿病。

又，接受治療回復健康了之後，也不可因沒有尿糖出現，就斷定不再患病了。

相反地，因爲妊娠等時候，尿中會出現尿糖，就斷定必是患了糖尿病，這也言之過早，因此，沒有專業知識的人，輕易地判斷，是一大誤事。

所以，僅是一次健康檢查，沒有發現任何疾病，是不能大意安心的。應就心臟病，腎臟病、糖尿病等個別情況，接受個別的檢診，仔細地調查才好。

糖尿病是遺傳性故無從預防

認爲糖尿病是因爲遺傳，故無從避免，因此，既不需預防也無從檢查出來的人，至今尙有很多吧！但，這的確是天大的錯誤，切勿有這種不著邊際的謬

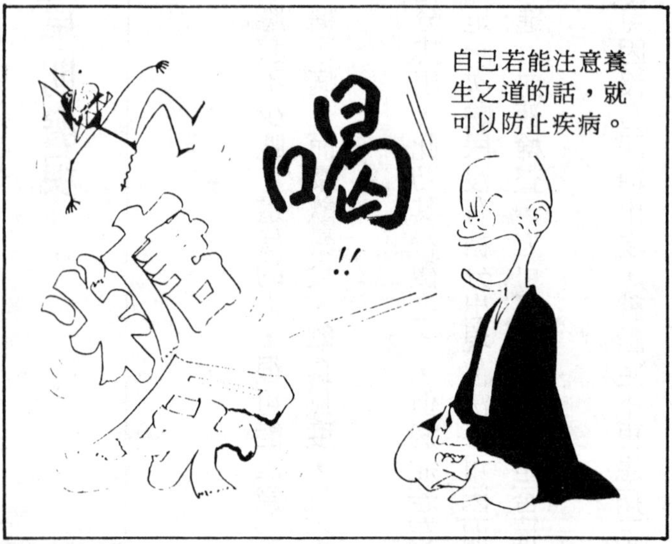
自己若能注意養生之道的話，就可以防止疾病。
喝!!
糖尿

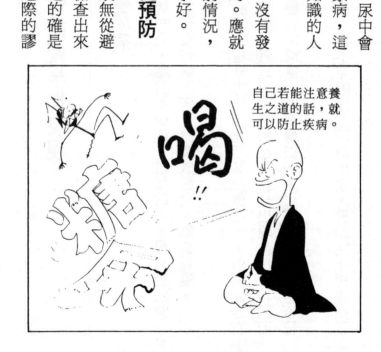

誤之誤解。糖尿病和遺傳的確有相當大的關係，且確實有遺傳性的因子與基素，但，遺傳並非一切，飲食生活等生活環境，亦有很大的關係。

因此，即使雙親兄弟中有糖尿病的人，若能極力防止肥胖、並避免服用惡化糖尿病的藥物、留心三餐的飲食內容等等平時的注意事項，而沒有罹患糖尿病體質的人，也有很多，因時時付出小心，而沒有得到糖尿病的。

由於是遺傳性的病，因此，最初開始應十分小心，充分注意預防。之後，應積極地接受檢查，以期能夠早期發現。

糖尿病是不治之症故無須上醫院

糖尿病是一種相當難以治癒的病，要回復健康，的確是要花上一段很長的時間。因此，在治癒的途中，被認爲是不治之症，即使要上醫院就醫，也毫無辦法，而放棄到醫院的人比比皆是。

但是，請萬萬不可有這樣的想法，而且，那將是有危險性的。糖尿病是有可能控制的病，若能持續正確的治療，必定可以恢復體力，過著與健康人的生活無異的優適生活。

認爲不可能治療，而放棄養生之道，或因爲是遺傳，乃毫無辦法的，而不肯到醫院就診，這都可能會妨礙早期發現和治療，所以，千萬不可有這種錯誤的想法，應以積極有毅力的態度處之。

吃藥即可治癒故無需醫生

胰島素被發現之後，藉由有效的藥物之藥物療法，來治療糖尿病，漸漸被大大的活用了，因而結果，一般人漸漸了解糖尿病並不是那樣可怕的病，而放下心來。

然而，過分有這種想法，堅信糖尿

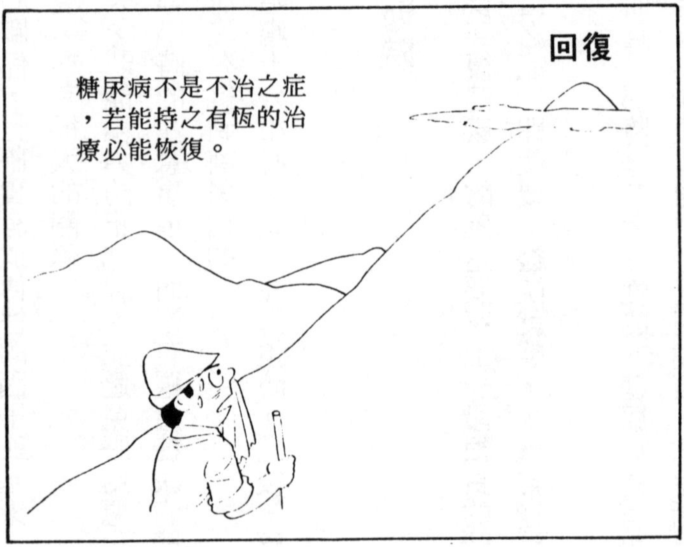
回復
糖尿病不是不治之症，若能持之有恆的治療必能恢復。

病只要用藥，即可簡單治癒的人，漸漸多起來。尤其是最近，各式各樣的藥到處氾濫，認爲普通的藥只要在藥房買到就可以了，所以像糖尿病這樣的病，根本不需到醫院就醫的人，也多起來了。

這樣的誤解，也是形成妨礙早期發現的原因。糖尿病確實不是像一般無知識的人所想一般，只要買成藥即可治好的病！

這也不是僅僅就診專門醫師，接受適應病狀的治療，患者即可不需飲食療法等持續性的養生，而簡單即可治好的病症。所以，千萬不要小看糖尿病，或輕信偏方藥物，應趁病情尙輕時，及早接受完全的治療。

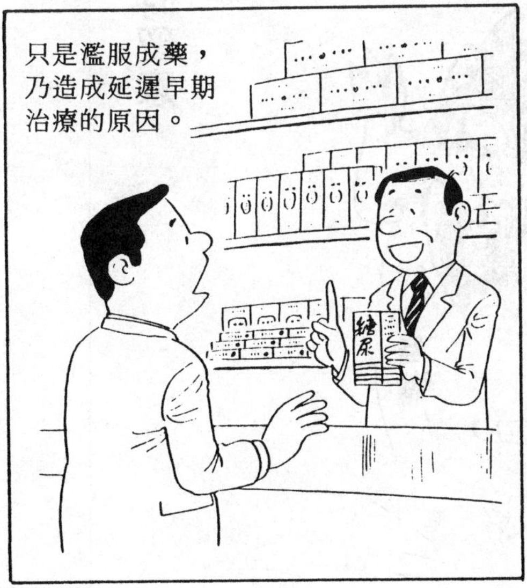
只是濫服成藥，
乃造成延遲早期
治療的原因。
糖尿

3 早期發現的重點

因是沒有預告的病症故應隨時留意

糖尿病是很難早期發現的疾病。

每年，即使接受定期性的集團檢查的人都有可能，何況是普通一般人，絲毫不感任何症狀，只覺身體懶洋洋，而向醫師就診時，已然罹患糖尿病，且發現病狀亦已進行相當程度的例子，層出不窮。

所以，事前沒有任何徵兆，在不知不覺中已侵襲你的病症，可以比喻成看

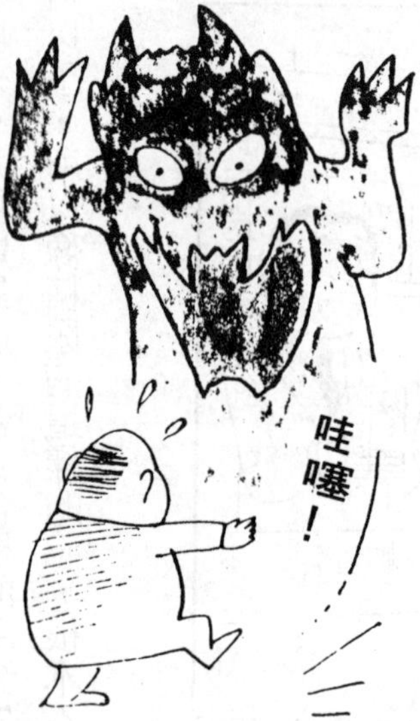

不見的神仙病。在毫無預告下，便已襲來，等發現時已然進行至相當程度，這一點也不稀奇。

此外，長期間徐緩地持續病痛，使得患者本人有著似乎已完全根治好的錯覺，以為身體情況已好轉，遂疏於養生，待又感到不愉快的自覺症狀時，再急急忙忙前往醫院就診，一看之下，病狀比起以前，已更加惡化了。這樣的情形也屢屢可見。

因此，我們要有糖尿病是「沒有預告」的疾病之意識，講求對應之策，這對早期發現和長期療養，也有莫大的作用。

亦即，應認識了解糖尿病常在無預告的情形下襲來，並會在幾乎遺忘它的時候再發、惡化。因此，稍有感覺身體情況變化，或長期所採用的飲食療法之注意事項等，應與醫師懇談後，養成一種習慣才好。

糖尿病並非如同流行性感冒那般，會有頭痛、發燒、咳嗽等明顯的症狀，因此，只要有些風吹草動的身體異常，應馬上向醫生詢問、就診。

特別是家族中有糖尿病患者的人，或中高年肥胖型的人、以及產下巨大新生兒的女性等，切切不可忘記。

稍有情況應即到醫院檢查

春和秋的「彼岸」，恰是季節變換的當兒，可謂生物界的大節目。盆栽的種植交替或庭院草木的栽養等，也是在彼岸前後的時候爲最佳，這究竟有何深長的意味呢？大抵人的身體和季節的變化不無關係，所以，在此時期，應定期性的，接受每年二次的定期檢查，這也是維持健康以及早期發現的妙方。

特別是四〇歲以上的人，爲預防糖尿病以及其他成人病，應於春、秋季，接受一年二次的檢查。這並不只是漠然地接受一年二次，而是將「彼岸來時必到醫院檢查」成爲習慣。

不要忽略細微的異常及症狀

既然已明瞭了糖尿病是毫無預告的病，那麼，即使只是稍微的異常或症狀，都應密切注意才好。已經發現到了的話，就應立刻到醫師處接受檢診，以期能夠對早期發現有重大幫助。

請別忘了，即使只早一天發現，這對數年、數十年的長生，也有很大的關係。

在前面已敘述過的，糖尿病若出現了其次的異常或症狀，即使只是一個微小的異常症狀，都應及早到醫院接受檢查。

①**身體感到倦怠**……身體不知何故總容易感到疲累。若非普通的疲勞或倦怠，就要有糖尿病的警覺。單單若只是疲累或倦懶，平常只要沖個浴、溫熱身體，加上一晚足夠的睡眠，到隔天必能完全消除的。

②**喉嚨容易乾渴且尿感增多**……糖尿病人常見的症狀就是，喉嚨時常乾渴，而變得想喝很多的茶或水。且不論夏冬，總感覺喉嚨乾渴。

結果，尿量及次數都增加了，平常健康的人體，一天只大約排出一公升半到二公升左右的尿，但糖尿病人會超過二公升，嚴重時甚至到達十公升。

因此，在雖沒喝酒的夜半，喉嚨仍感覺乾渴，且直想喝水、可樂的話，務必接受醫師的診斷。

③**常覺空腹以致食量大增**……糖尿病人，無法順利利用產生能量之源的醣質，而排出於尿液中，因此，總覺肚子餓，致使食量大增。嚴重時，甚至無論吃多少，都無法有充足感，馬上又想要吃。

若吃了和以前大約相同的量，卻有強烈的空腹感時，就必須有糖尿病的警覺了。

④**身體急速發胖**……發現糖尿病之前的二、三年，常會有變胖的情形。因此，急速發胖時，就應接受糖尿病的檢診了。

若肥胖時置之不理、不加治療的話，其次，身體就會漸漸瘦弱下去，此乃病情的惡化。

所以，一開始急速肥胖時，就應即

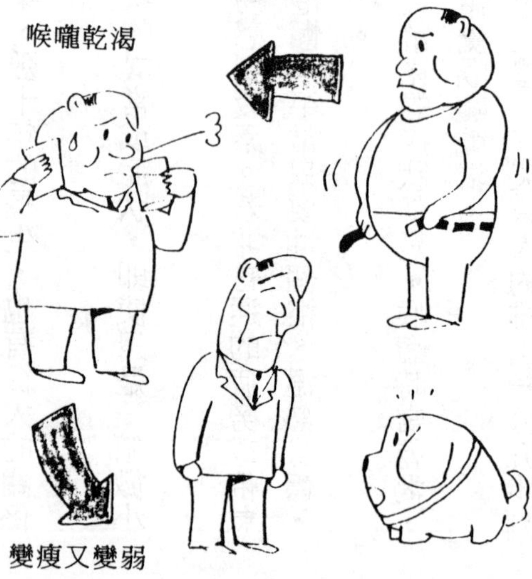

早發現並接受治療了。

⑤**眼睛容易疲累視力減退**……糖尿病漸漸進行後，就會出現眼睛容易疲累，視力也跟著衰退的現象。

此外，手腳的肌肉也常有發麻、麻痺的現象。性欲也會隨之減退，女性甚至有容易不孕的情形。其他，牙齒容易動搖、鬆弛，其或容易掉下等情形亦多。

若發現以上所述的各種症狀或異常時，應馬上接受檢查，找出這些原因的所在。不只是糖尿病，也有可能會罹患其他疾病的可能，所以，若能及早接受檢查，也能及早安心。

完全沒有症狀的情形很多

雖絲毫沒有感覺上述的症狀或異常，卻罹患糖尿病的例子十分多見。

因此，只是依賴症狀，也有發現不到糖尿病的情形。所以，必須要有發現不到的警覺性、時常提防小心不可。

進行糖尿病的集團檢查中，完全沒有發現症狀的人，結果已罹患糖尿病的情形實在非常多。這是因爲糖尿病是一種進行緩慢、漸漸產生的疾病，在最初完全沒有感到任何症狀爲其最大的特徵。也正因爲如此，一待出現了症狀，疾病也已進行到某種程度了。

所以，發現症狀時，常已經太遲了，尤其過分相信自己健康的人，若沒有出現强烈症狀就任其不管，時常匆匆忙忙地趕到醫院時，已然爲時太晚。所以，接受定期的檢查，正確地確認疾病之有無，是非常重要的。

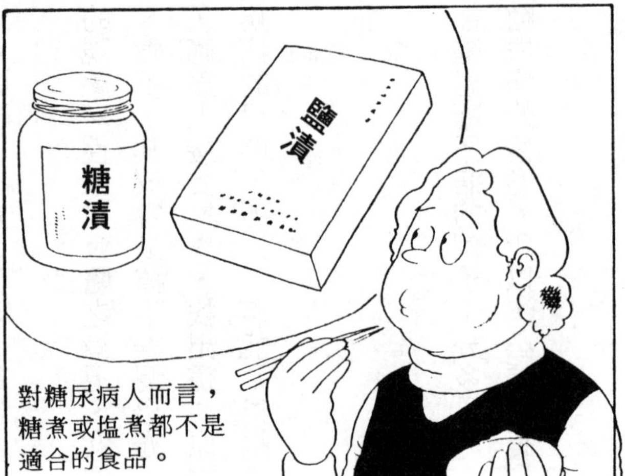

對糖尿病人而言，糖煮或塩煮都不是適合的食品。

第三章　糖尿病人的飲食

1 開始飲食療法之注意事項

遵從專門醫師的指示

即使同樣是糖尿病，從輕微到嚴重，也有各種程度上的差別。此外，併發高血壓、動脈硬化或腎臟障礙等疾病的情形也不少。因此，由專門醫師的眼中看來，糖尿病中就有各式各樣的糖尿病，有林林總總不同的症狀，所以，每個時刻的對應方法自然也各不相同，治療方式亦可說是千差萬別的。

所以，飲食療法也不是對每個患者都是最適合不可的方法，並非怎樣的糖尿病患者都是採取同一個飲食菜單。此外，即使是相同的患者，因其病狀經過不同，飲食內容當然也會有所差異。如此一般，因每個人、每個時候的不同，飲食療法也有異，所以，糖尿病人的飲食菜單，應該遵守專門醫師或營養師的指示不可，患者自行訂定菜單是不可以的。

因此，糖尿病人在採取飲食療法之時，應和做料理的家庭主婦一同，和專門醫師詳細懇談，和接受營養師的指導後開始實行。

又，和飲食療法一樣，在採取運動療法的時候，也應遵守專門醫師的指示不可。服用內服藥的情況也相同，不可擅自濫服成藥。

接受醫院的飲食指導

在糖尿病的專門醫院或大型總合醫院裡，常不定時會舉行針對糖尿病患者的飲食指導和教育。在各個先進國家，由來實行已久；在日本，近年來實行的也相當熱絡，效果亦不斷地提昇。

醫院裡所舉行的飲食指導，營養師針對初入門者，儘量以淺顯易懂的話來說，但或許仍有難懂的專用語也說不定。因此，首先應預先將有關營養和菜單的說明書仔細看過，在聽解時才容易理解。

不只是糖尿病人本身，處理料理的人或照顧患者的人等，也應一同上課、聽講，這對患者的幫助更大。

我們時常在報紙上看到，○○醫院在○月○日將舉行糖尿病的飲食指導等廣告，並呼籲民衆前往聽講，因此，自己可以很容易的前往接受指導與教育。所以，再加上個別的專門醫師及營養師的懇談之後，便能充分了解其話的內容，並能夠正確地遵守其指示。

醫院中所舉行的飲食指導，大概就是那一種糖尿病患者應就何種治療及吃法等廣範圍的解說爲其內容，所以，首先應予以理解，其次再接受專門醫師和營養師對個人的個別性指導，以期能夠更進一步明白最適合自己的飲食療法。

養成有充分進食時間的習慣

在採取飲食療法時，切忌急躁地囫圇吞棗。若沒有以充分的時間來細嚼慢

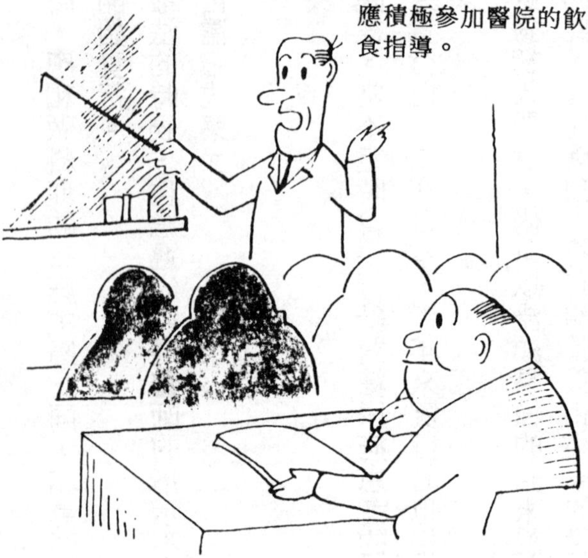

應積極參加醫院的飲食指導。

嚥的進食，那麼，再珍貴的料理也無從消化，營養攝取方面也不能有好效果。

若能細嚼慢嚥的進食，即使只是一碗飯，就能感到飽滿，但若是急躁地狼吞虎嚥，即使二碗、三碗飯都感覺不足。結果，這樣的過食就形成了肥胖，甚至引起消化不良，易罹患胃腸的疾病。

因此，從平常開始，就應養成用足夠的時間慢慢進食的習慣。採用糖尿病之飲食療法時，一次的用餐甚至要花一個小時左右。

準備飲食的家人也是一樣，不要急急忙忙地煮好三餐就算了事，應用心地蘊含愛一般地，做出美味的料理來。

除非是特別嚴重的患者，否則糖尿病人和家人並不需要特別分開不同的菜餚來進食，因此，可以儘量做出每個人都喜歡的美味料理來。

所以，調理做菜的時間也應充裕，

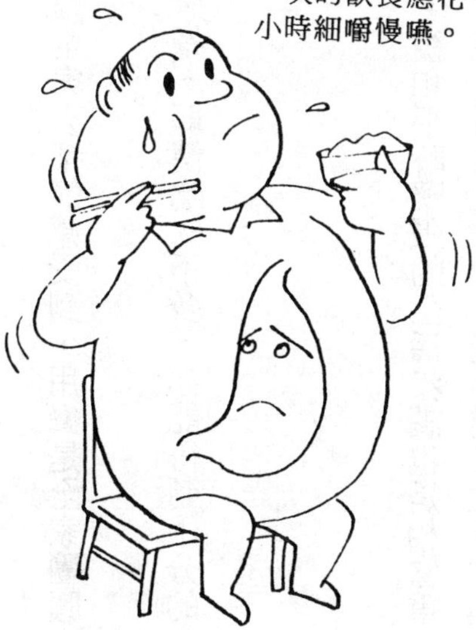

一次的飲食應花一個小時細嚼慢嚥。

並且提供家人們有關飲食的有趣話題等，讓全家人都能感受到，用餐是全家團圓快樂的時光。

愉快的慢慢的細嚼慢嚥，則不會食之過量，即使吃的不多，亦能得到十分的滿足感。

放鬆生活的步調

除了前面提到慢慢地愉快的進食之外，緩和平時緊張的生活步調也是相當重要的。這是因為日常的勤奮工作，加上家人時時的相互爭吵，使得過分忙碌的生活步調增加了精神壓力，成為誘發各式各樣疾病的導因。就糖尿病人而言，由於家庭素來不合，加之酗酒無度，早餐不吃就匆匆忙忙飛奔上班，中餐則囫圇吞棗一般胡亂應付一下；這種原因而引起糖尿病的人，應不在少數吧！

若能放鬆生活的步調，有空則悠閒的散步徜徉一下，偶而與妻子享受一下購物之樂，或與子女一同嬉遊等「心情的放鬆」，加上夜晚充足的睡眠，疾病當然會自然而然往痊癒的方向進行的。

精神壓力有時會急速減退食欲，但相反地，有時也會猛烈的食之過量。對採用飲食療法的人而言，兩者皆不可。應保持正常的食欲不可。

因此，放鬆生活的步調，經常保持輕鬆愉快的心情，是非常重要的。

了解現在和過去飲食療法的不同

過去糖尿病所採用的飲食療法，和現在所採用的，有相當大的不同。所以，了解過去的飲食療法的老年人，教給現在年輕人的忠告，可能毫無用處。

從明治到大正時代，糖尿病被視爲血糖過多，致使出現尿糖的疾病，所以治療多半以降低血糖值，使不出現尿糖爲考慮。所以，爲使不出現尿糖，極端的不給吃有糖質的食品。

但事實上，再怎樣的不給吃糖質食品，糖尿病也無法治好，相反地，可能會使之惡化，導致患者死亡。極端的減少糖質的攝取量，反而不好。但是從前，限制糖質被認爲是好的，被廣泛地堅信這種想法。所以，這種想法一直到一九〇〇年代，被一般廣泛地相信，飲食療法亦基於此來考慮的。

直到一九二二年，胰島素被發現、也被使用於治療了。此外，關於糖尿病的衍生、形成也清楚的被知道了，所以關於飲食療法的想法便大大的不同。

亦即，給與糖尿病人一定程度的糖質，限制一定的一日飲食全量，採用抑制攝取熱能總量的方法。

因此，由於現在的飲食療法和過去完全不同，所以，對於從前的飲食療法請勿採信。對於至今仍相信過去的飲食療法者，應予以教育，教予正確的療法，對於過去的療法之傳聞應予以釐清、不可採用。

向醫師詢問所需的熱量

嚴格所指示的一日總熱量，被稱爲「所要熱量」。但，糖尿病人所要的熱量，因個人體格，年齡、工作量、運動量，及其程度的不同等，都有所相異。

糖尿病人的飲食療法之原則，如下所述：

①適當的攝取熱量。

②蛋白質、糖質、脂肪的適量補給。

③維他命以及礦物質的適量補充。

對於過於肥胖的人，應予抑制熱量，而對於過瘦的人，則應予增加吸收之熱量，這就是藉由飲食，拉近與標準體重的距離之飲食療法。

但，這並不只是太胖太瘦的原因，對於該人的年齡、工作量、運動量、病狀的程度不同等，其他的要因也應考慮進去，藉以決定所要的熱量。

因此首先應接受糖尿病專門醫師嚴格的檢診，再根據結果，算出所要熱量行之。

例如，吃一個全蛋時，若血液中膽固醇含量多的人，應只吃蛋白，避免吃蛋黃，或控制每天只吃半個蛋，等等細微指示，都應聽從遵守。

藉由醫師算出一日所需的熱量，再確實遵從營養師的指導，即可進行飲食療法。此外，不只是所要的熱量，營養師還教導其他，如吃何種食物較好等細小問題的注意，也應確實實行。

算出一日所需熱量的算法，大致可由如下方法算出。根據此可將所要熱量大概算出，但各人的正確數值，還是必須由專門醫師指導不可。

以身高一六〇公分的人爲例，如前述一般，若要避免熱量攝取過剩，可由以下二點來檢查。

a．一六〇公分減掉一〇五即爲標準體重。（若只有一五〇公分，減掉一〇〇即可）

b．一六〇公分減掉一〇〇，再乘上九〇％。

兩者方法皆可。

另外，右述方法只是一般常例，只是常識性的想法，所以，個人的生活狀況，還有非常嚴重的一件事，就是否有動脈硬化或高血壓等併發症的產生，是非常重要的一點。

一日所需的熱量　　卡路里

入院、久臥床上者	20～25kcal×標準體重(kg)	＝一日總熱量
家庭主婦	25～30kcal×標準體重(kg)	＝一日總熱量
輕度勞動者	30～35kcal×標準體重(kg)	＝一日總熱量
中度勞動者	40～45kcal×標準體重(kg)	＝一日總熱量
重度勞動者	50～55kcal×標準體重(kg)	＝一日總熱量

計　　算　　例

身高160cm－105＝55kg

30cal×55＝1,650cal～1,700cal

2　有那些要攝取的營養素呢？

糖質（米飯、麵包、麵、芋頭等）

從前糖尿病人被極端限制對糖質的攝取，而現在已發現若加以極度限制，反而會有惡化影響，所以，一天至少要攝取一〇〇克的糖質。糖質若以一〇〇克比喻，一碗米飯約三〇〇克左右。

這是最少的必要量，但事實上應多於此，一般採用的飲食療法，對於糖質的攝取，每天約二〇〇克到三〇〇克左右。

含有糖類的食品，如米飯、麵包、麵類、芋頭、砂糖、點心糕點類等，但，應注意概量一日所吃的全部食品，算出必要的糖質總量。

蛋白質（肉、蛋、魚貝類、牛奶、大豆等）

用以維持、再生、發育身體組織，蛋白質是絕不可或缺的營養素。若沒有攝取蛋白質，人類便不能生存。

即使是糖尿病人，對於蛋白質的攝取，必須和健康者完全相同的分量。

成人一日所須的蛋白質，以平常體重來算，一公斤必需一・一八克左右，所以六〇公斤的人來說，每天必須攝取七〇・八克左右的量。

肉類、蛋、魚貝類、牛奶、大豆、起司等，都含有豐富的蛋白質。此外，米飯、麵包、蔬菜類等，之中也含有少許蛋白質，所以，應概量一日所食的全部食物，攝取適量如前述一般的蛋白質。

但是，例如牛肉，一百克中含有二〇克的蛋白質左右，精白米（水稻）一〇〇克中則大約含有六・八克。各種食品所含的蛋白質量都不相同，所以，應藉由「食品成分表」了解各食品所含的蛋白質量。

此外，含有蛋白質的食物，也多含有糖類或脂肪等其他養分，所以，對於各種食物所含營養分的比例，不可不知。

但，即使蛋白質的攝取量恰好剛好，而糖類及脂肪等過多或不足，總熱量（

能量）也會產生過多與不足。因此，訂立實際的菜單時，首先應決定總熱量，其次再決定糖類、蛋白質、脂肪的分量（比例），若能如此，則不會有攝取過量的危險。起初，或許會有很困難的感覺，習慣之後就會不厭其煩了。

另，一日中所攝取的蛋白質，三〇％到四〇應爲良質的動物性蛋白質最爲理想。

脂肪（動物性脂肪、植物性脂肪）

脂肪也是人類生存不可或缺的營養素，糖尿病患者一天也應攝取三〇克到五〇克，多時甚至要七〇克的蛋白質。

病狀或併發症的有無，也會影響到攝取量的不同，所以，應以醫師的指示，以及營養師的指導爲基礎，來訂立菜單。

肉類、奶油、起司、豆類及芝蔴等，都含有豐富的脂肪，而米、麥類中也含有稍許。其中，動物性脂肪內多含膽固醇，吃太多會容易誘發動脈硬化。而植物性脂肪中，含有多量的「不飽和脂肪酸」，有抑制血液中膽固醇的產生之作用。

因此，爲預防動脈硬化，應多攝取植物性脂肪（植物油）。實際做料理的時候，若要烹調牛肉或豬肉，應以植物油調理，可平衡動物性脂肪和植物性脂肪。脂肪屬於高熱量（能量），所以必須注意不可攝取過多，糖尿病人尤須特別注意。

維他命類

維化命類主要是促進人體內各種營養素的活用，維持人體成長所不可欠缺之微量有機物的總量。現在已被發現有二十幾種，有維他命A、B_1、B_2、C、D、E……等等。

人類若單單只是在自己體內生合成動物是不可能的，所以，非直接或間接攝取植物或細菌的合成物不可。

偏食會造成營養不平衡，且容易引起維他命不足，所以，必須食用蔬菜、水果、海苔、肝臟等來補給。各種維他命劑中亦含有維他命，但若非經過醫師的特別指示，應儘量攝取自然食品中的維他命。

此外，攝取維他命時，也應注意不可吃太多水果、牛奶、肝臟等，以免超過總熱量。

礦物質

所謂礦物質，就是作爲營養素中，對於生理作用必須的微量元素之總稱，通常以無機塩類之形式被攝取。鈣、鐵、鈉等，在蔬菜類及魚貝類等中，都含量相當豐富，若攝取過少會致使礦物質不足而影響健康。調味或糖漬的小魚類，雖含有豐富的鈣、磷、鈉等，但同樣的也含有很多的塩分和糖質，所以，對糖尿病及高血壓的人來說，調味食品和

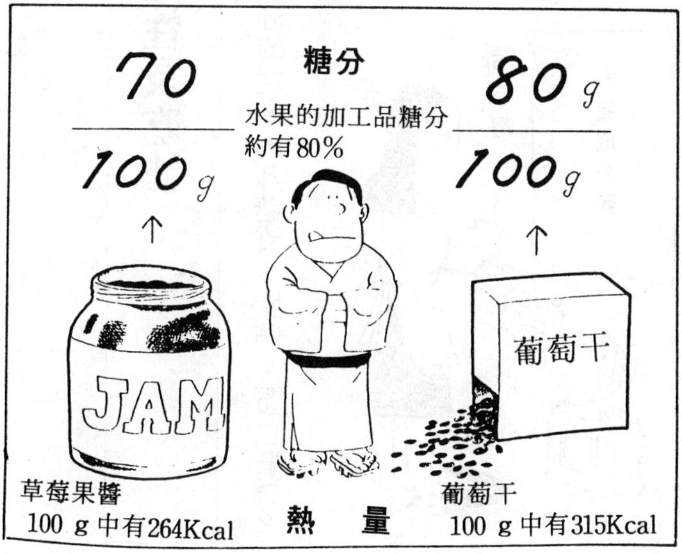
糖分
70
100g
80g
100g
水果的加工品糖分約有80%
JAM
葡萄干
草莓果醬
100 g 中有264Kcal
熱　量
葡萄干
100 g 中有315Kcal

糖漬物是很不適合的東西。

不要忘記選擇清淡的食物。

3 關於各種食品的適性及吃法

即使同樣是米飯，水稻的精白米和七分的粘米，其糖質、脂肪、蛋白質等各種營養素的含量就有所不同。此外，以水稻和陸稻做比較來看，陸稻的糖質含量較少，但蛋白質含量則較水稻爲多。而强化米，它含有豐富的維他命B_1和B_2，對於維化命B類的强化，自不待言。

關於這些食品的主要成分，科學技術廳資源調查會所發表的「四訂日本食品標準成分表」的資料中詳有記述。坊

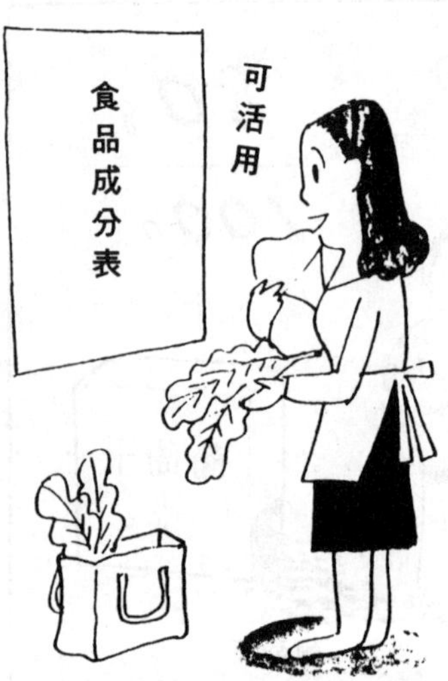

間也有轉載、複製的銷售本，可詳閱即能明白。對於訂立每日菜單的家庭主婦，也可充分活用此食品成分表，以得到各營養的均衡。

另外，持續糖尿病的飲食療法，也應確實比較各食品的成分，製訂適合糖尿病的菜單。

在此我們來就各種食品的成分含量來看適合糖尿病的食品。生柿和干柿來比較，干柿的糖質含量約生柿的四倍之多。

生白菜和煮熟的白菜做比較來看，熟白菜的維他命C含量約只有生白菜的二分之一。所以，同樣的食品，調理法和吃法不同的問題，也是絕不可忽略的大問題！

糖類的攝取方法

關於糖尿病人也需攝取一定量的糖質，這在前面已有詳述，在此不再贅言。

糖質在我們的日常生活中，主要是由米和麥等澱粉質食品攝取的。還有，砂糖和蜂蜜也有相當多的含量。但，砂糖較澱粉更容易直接被體內吸收，故容易急迅地增高血糖質，所以，不可急速過量地攝取砂糖和蜂蜜。

活動力熾盛的年輕人和重勞動的人，或必須充足營養的孕婦等，即使是患有糖尿病，也必須攝取相當量的糖質，且作爲調味料使用的砂糖也可被利用，但這有程度的問題，基本上，攝取太多糖分都是不好的。

一般而言，爲數眾多的相同糖質性食品中，就可分適合與不適合糖尿病的食品，所以，其次就適與不適列舉出各別的食物。但，適合與不適合乃是相互比較的結果，不要忘記那不是絕對的。

〈適合糖尿病的食品〉

七分粘米、麥飯、黑麵包、麥片、蔬菜（特別是生菜）、水果、綠茶等。

〈不適合糖尿病的食品〉

精白米、白米飯、白麵包、砂糖及砂糖點心糕點、果醬、桔子皮果醬、果汁類（加了人工甘味者）、米酒、啤酒等。

以上是以主食（含有多量糖質）及所添加的副食，以及正餐時所喝的飲料爲例，作成的適與不適之比較。

麥飯比白米飯，生果汁比加了人工甘味的果汁，其糖質較多，所以，請選擇適合糖尿病人的食品。

另，酒精類含有相當高的熱量，所以，糖尿病人應儘量避免，但若有醫師的許可，可在精確的能量計算後飲之。但，絕不可喝的過量，一旦形成習慣之後，若要禁酒，常是相當困難與難過的。

適合糖尿病的食物

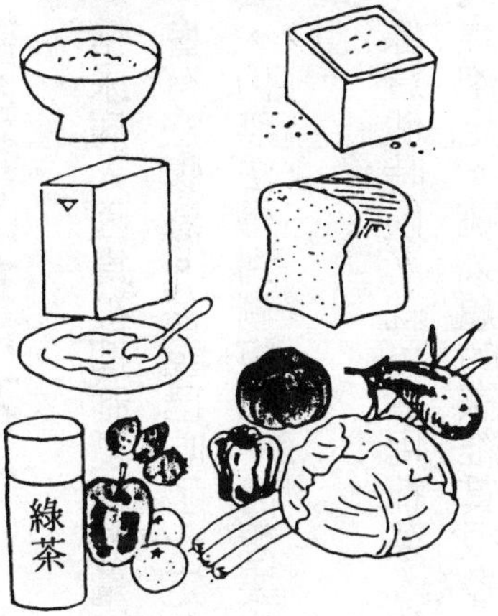

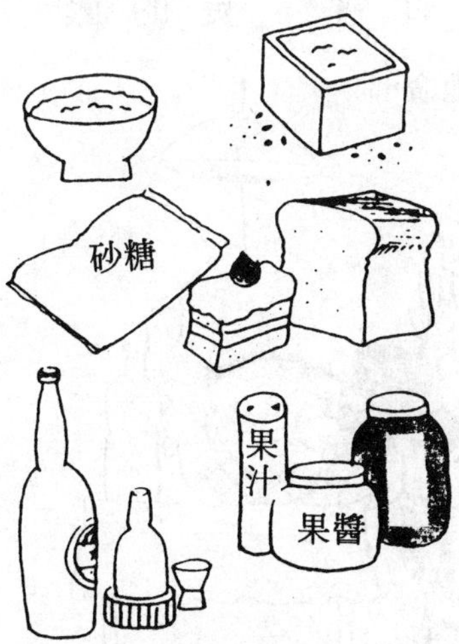

不適合糖尿病的食物

蔬菜類的食用方法

糖尿病人因爲被抑制了總熱量，因此常會有空腹感。甚至已吃了一定量的三餐，仍無法得到滿腹感，而想要吃更多的量。

像這個時候，就可活用蔬菜，使感到滿腹飽足。蔬菜類的纖維質很多，即使吃得不少，熱量也不會因而上升，且其維他命十分豐富，是相當好的替代品。

蔬菜類應儘可能生吃，或快炒、燙熟來吃。

一定量的米飯和肉，若和蔬菜類一

蔬菜類含有豐富的維他命，又可有滿腹感。

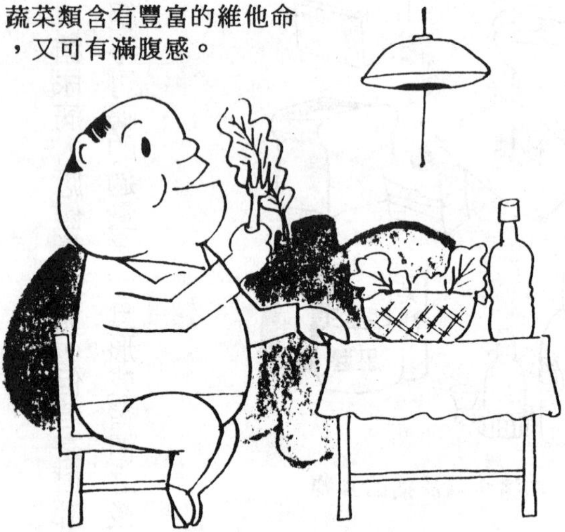

起炒或煮熟，只增加蔬菜量，也可以對滿腹飽足有很大作用。不僅如此，就營養方面來說，維他命和礦物質的補給，也是相當充足的，所以，在糖尿病的飲食療法中，必須多加入蔬菜類。另外，應注意避免食用塩辛、糖漬或酒漬的食物。

芋類和豆類的利用

芋類一般來說，比米和麥在糖質方面少，熱量也較低，所以，對抑制攝取熱量的糖尿病人而言，比米飯、麵包要來的適合。

但是，若完全捨棄米飯及麵包而只吃芋類，糖尿病人也一定會生厭煩的，所以，若能減少米飯，而以芋類作爲副食，或將芋頭一同和飯煮熟等，一定更倍受喜歡吧！

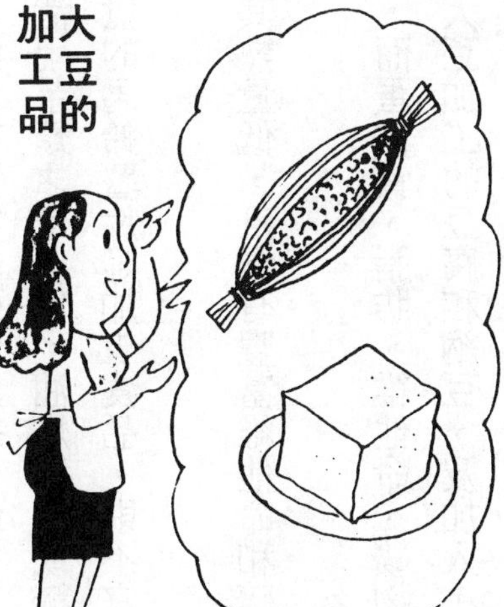

豆類的熱量少，營養又豐富

地瓜含有很多維他命A和C，馬鈴薯則含有豐富的磷質和維他命C，所以，以營養的均衡點來看，實在是應該充分活用芋類才是。但，油炸地瓜或糖漬蕃薯，以及油炸的薄片馬鈴薯，或以食塩沾煮的馬鈴薯片等加工食品，則不宜多加攝取。

和芋類一樣，南瓜也是比起米麥，其熱量低，且含有豐富維他命和礦物質的食品，亦可大加利用。

其次，豆類比起芋類，其熱量更少，而蛋白質、脂肪、維他命、礦物質則更爲豐富，所以，日常飲食可經常利用。大豆加工的豆腐和納豆、及加入小豆的米飯等，各式各樣富有變化性的食品，也可以多加考慮。

但是，由小豆加工品等豆餡做的餅乾糕點，多含有大量砂糖，故應儘量避免。同樣的，煮豆和甘納等，亦含過多的砂糖，應儘量少食。另外，花生類雖是少量卻含有很高的熱量，應特別注意。

若是加工過的果實類應特別注意

橘柑、蘋果、梨、桃、草莓、西洋瓜等果實類，生吃時其糖質含量多在一〇〇克以下，因此熱量也不高，故可安心食用。糖質含量較多的果實類則有鳳梨（一五・二％）、石榴（一六・八％）、干柿（一五・五％）、香蕉（二二・六％）、柚子的果皮（一八・二％）等，但在生果時，最多也只是如括弧內表示的數值罷了，因此，只要不是吃太多，並不需擔心。

但是，加工過的水果，特別是乾燥後的東西，其糖質非常高，葡萄干（八三・四％）、干柿（六八・九％）、乾燥的無花果（六六・〇％）等，可食部分幾乎都含大量的糖質。

例如，吃了一〇〇克的葡萄干，其糖質便有八三・四克。

所以，食用脫水果實時，應特別注意。

其他，罐頭食品也是加了人工甘味的加工食物，所以糖質也相當多。柑橘的桔皮果醬（六七・〇％）、蘋果醬（六八・八％）等，糖質亦多。

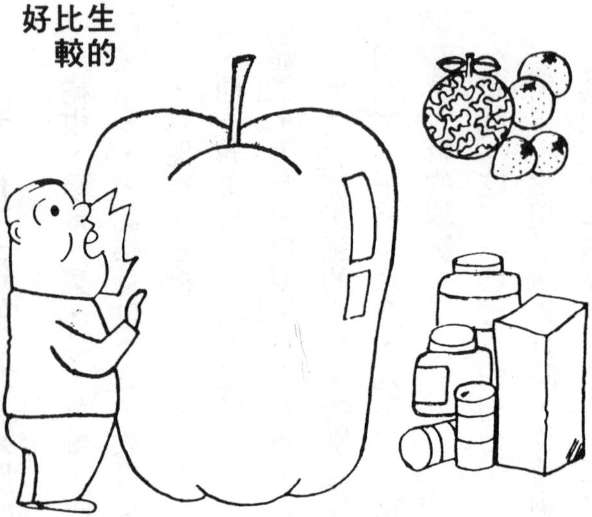

濃縮果汁和砂糖浸漬的果實，其糖質當然也是很高的，非注意不可。一般說來，柑橘、蘋果、草莓以及西洋瓜等季節水果，直接生吃的話，是最安全的。

草莓常和砂糖及牛奶一起食用，若不加砂糖的話，應更美味健康的。

蛋白質的攝取方法

蛋白質是身體構成成分中不可欠缺的營養，一日的必要攝取量，以人的體重來算，一公斤相當一公克到一・五公克。因此，體重六十公斤的人，每天必須攝取六十公克到九十公克的蛋白質。

例如，假設只由牛肉的散肉來攝取蛋白質，散肉一〇〇公克約相當有二十公克的蛋白質，所以，每天需吃三〇〇公克到四五〇公克的散肉不可。但，米飯、麵包中含有蛋白質約七～八％，蛋和牛奶、大豆中也含有不少，所以，實際生活中，並沒有每天吃那麼多的牛肉，但亦可攝取到必要的量。

動物性蛋白質中，含有許多必須氨基酸的良質蛋白質，所以，人體必要的蛋白質，約三分之一以上，應由動物性蛋白質來攝取不可。

因此，每天從米、麥、豆等攝取四十公克蛋白質的人（體重約六十公斤），必須由牛、豬、羊、鳥、魚貝類、鮮肉、蛋、牛奶等，攝取二十公克以上的動物蛋白質不可。

健康的人和糖尿病的人，同樣必須攝取到如上述的必要量之蛋白質不可，但，蛋白質在人體內會影響到糖的變化，所以，糖尿病人應注意不可攝取過量。特別是合併腎臟障礙和高血壓等併發症的人，必須限制蛋白質的攝取量。

故，和前述他項一樣，在飲食療法開始之前，首先應接受醫師的指示以及營養師的指導。

另外，魚肉和獸肉含有同量（約二〇%）的蛋白質，貝類則稍低。鰻魚和鮪魚的腹部含有很多的脂肪，熱量亦高；鯖魚及鰤魚等含油分很高的魚亦然，糖尿病人應注意不要過食。

植物性質蛋白質的代表物是豆類，特別是大豆，良質且營養價值亦高。加工的豆腐，其蛋白質雖然稍遜，但很容易被消化吸收，不僅對糖尿病人、對其他病人而言，都不失一種優良的食品。

脂肪的攝取方法

脂肪比起其他營養素，熱量要高出很多，約為糖質和蛋白質的二倍。故，對必須限制總熱量的糖尿病人而言，非時時注意脂肪的攝取不可。

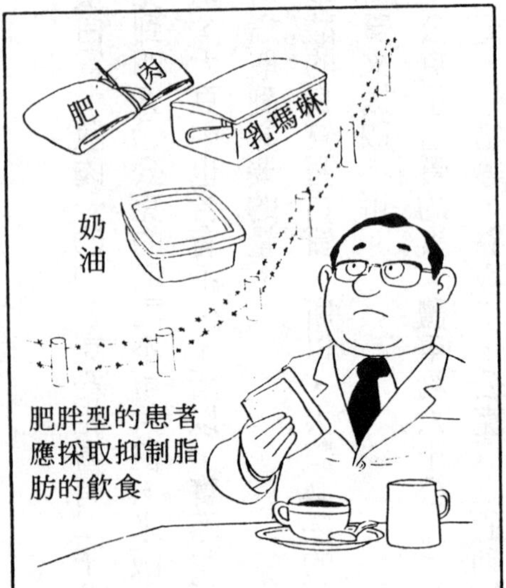

肥胖型的患者應採取抑制脂肪的飲食

一般來說，一日所需的能量是由糖質和蛋白質的熱量扣除之後，剩下不足的熱量，才由脂肪補足，因此，在訂立菜單時，應要有此概念。

對糖尿病人來說，一日的脂肪適量約爲二十公克到五十公克。但，牛肉、豬肉或雞肉、魚肉等，都含有相當量的脂肪，添加奶油或乳瑪琳的麵包也有約八〇%的脂肪分，所以，不特意的攝取脂肪時，也常會無意識地攝取了過量的脂肪分。

因此，對糖尿病人而言，不如不要攝取的脂肪比較好。尤其肥胖型的糖尿病人，應避免吃到奶油、乳瑪琳和肥肉部分。

先找營養師談談吧！

脂肪少的食肉有小牛的里肌肉、大腿肉、進口牛肉、馬肉、雞胸肉、食用蛙肉等。

魚肉的脂肪分約五～六%，多油季節以及腹部周邊部分，則含十%左右，燒烤方法比煮的更易流出油分，對脂肪的去除很有幫助。脂肪少的魚貝類有鱈魚、比目魚、烏賊、章魚、海蜇、蜆、蛤等。

植物性脂肪則以油菜籽、芝蔴、山茶油、椰子、橄欖、莎拉油等爲代表，豆類及種子亦含有相當的脂肪分。在前面已敘述過，植物油有去除血液中之膽固醇的作用，所以動物油和植物油的攝取應平衡。但身體肥胖或血液中的膽固醇的含量等，會因人而異，所以，有關脂肪的攝取，應和專門醫師或營養師懇談之後行之較好。

食品☆

肉類

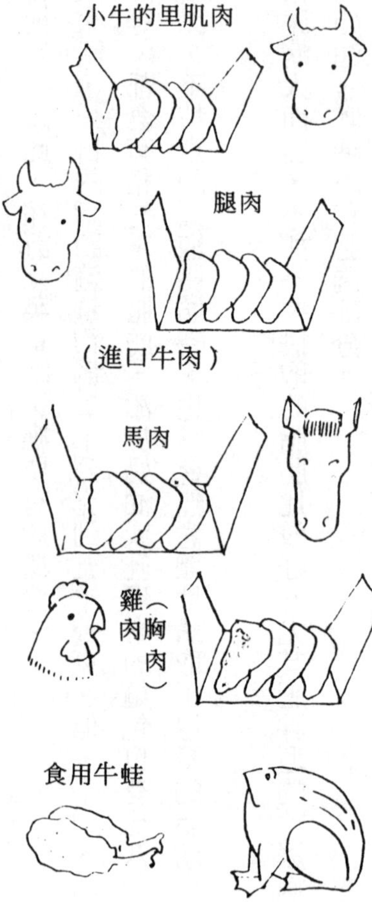

☆脂肪少的

魚貝類

植物性脂肪

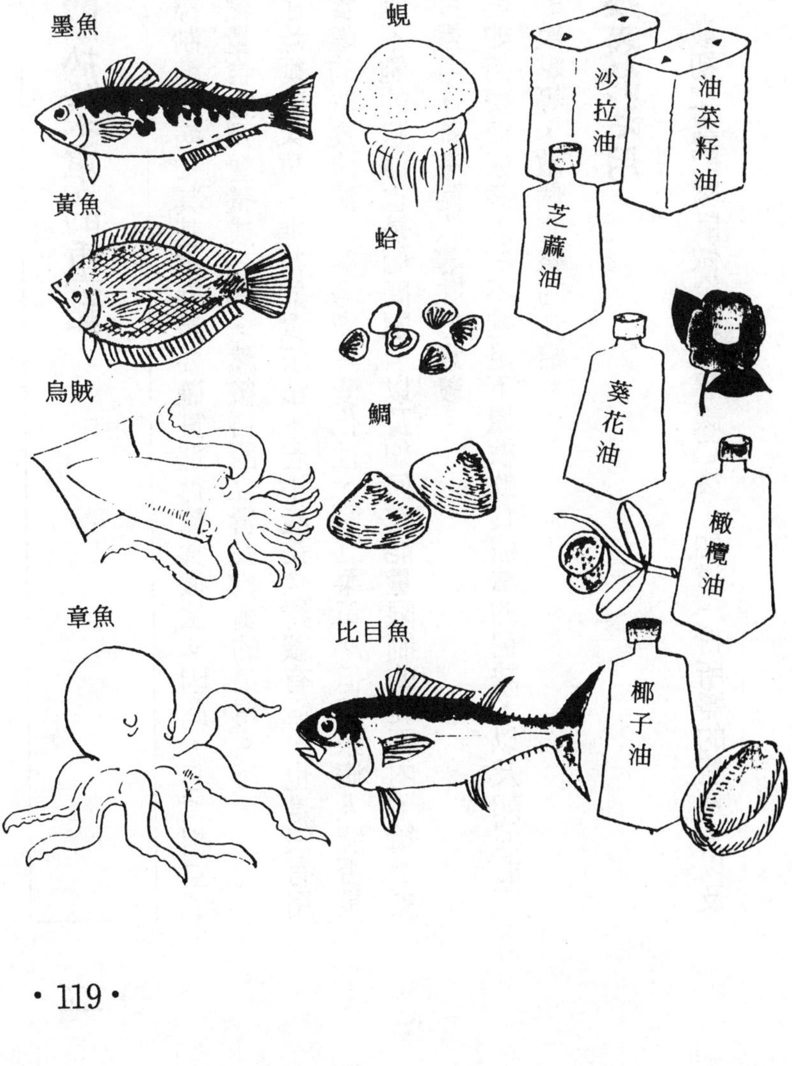

4 關於菜單的重點

要有效地控制糖尿病，其基本就是要確實進行飲食療法。因此，必須相當了解各種食品的熱量含分及營養成分等，然後再訂立營養均衡的菜單。

但是，有了均衡的菜單，進行飲食療法，若不能長久持續有恆，也是沒有用的。所以，在實際的飲食療法，應考慮其變化性、訂立菜單。但糖尿病人能否長久持續這樣半飽不飽的狀態也是個問題，以及如何在能量限制的範圍內，給予更多的滿腹感的問題等，都有耐人尋味的意義。

在這項，就如何使糖尿病人在不飽足下繼續飲食療法的秘訣，以及如何訂定營養均衡菜單的重點等，做個完整的介紹。

食品交換表的活用

糖尿病人，最初和專門醫師做全盤的懇談之後，知道一日所需的能量，以及可成爲能量的食品之指示後，再接受營養師的指導。

但是，無法接受營養師的指導時，一般家庭要遵從醫師指示，計算食品熱量，決定營養之均衡，是相當困難的事。

像這個時候，就可以使用「食品交換表」了。

食品交換表中，將各式各樣的食品，以營養上的特徵，區分爲四種食品群。亦即，糖質食品、蛋白質食品、脂肪食品以及維他命與礦物質的食品等四項。

水果類雖也是包含在糖質食品內，但和米飯、麵包等糖質食品，在營養界上多少有些差異，故在糖質食品中是獨立的分類。乳製品等是包含在蛋白質內，但也是將之視爲獨立的分類。

如此一般，將食品區分爲四個群二個分類，全部是可分爲六個類，做成以下的糖尿病食品交換表（請參照表1～6的食品）

在此食品交換表中，是以八〇千卡路里爲一個單位，也表示各食品的各個重量。

例如，屬於表1（糖質食品）的米飯，吃五五克（以小碗量約二分之一碗）

糖尿病食品分類表

群	交換表	食品	一單位營養含量的平均值			熱量	代表食品一單位的估計量
			蛋白質 g	脂肪質 g	糖質 g		
Ⅰ（供給以糖類爲主的食品）	表1	穀類、芋類、豆類（大豆及其製品除外）和糖質多的蔬菜類、種實類	2	—	18	80	米飯小茶碗½碗 (55g) 麵包（切爲6片）½片 (30g)
	表2	果實類	—	—	20	80	小蘋果1個(150g)
Ⅱ（供給以蛋白質爲主的食品）	表3	魚貝類、獸鳥鯨肉類及其加工品、起司、蛋、大豆及其加工品	9	5	—	80	鯛等白身的魚類一截(80g) 雞蛋一個 (50g)
	表4	乳類及乳製品（起司除外）	4	5	6	80	普通牛奶 (140g)
Ⅲ（供給以脂肪爲主的食品）	表5	油脂類及多脂性食品	—	9	—	80	植物油大匙一匙 (10g)
Ⅳ（供給以維他命和礦物質爲主的食品）	表6	蔬菜類（糖質多的一部分蔬菜除外）、海草類、海苔類、蒟蒻	5	1	13	80	各種蔬菜 (300g)

※另附上砂糖及調味料，酒精飲料，嗜好飲料、嗜好點心等數值，作爲附錄。

的話，可攝取到一單位八〇千卡路里的熱量。此外，以麵包替代米飯時，麵包三〇克（切成六片的二分之一片），也可攝取到一單位八〇千卡路里的熱量。

像這樣，同食品群中，若在指示單位的範圍內，即使選擇怎樣的食品，在營養上或熱量上，都無妨。

如此一來，可符合糖尿病人的喜好，組合挑選此菜單內各式各樣的食品，自由的交換和變化。

此外，交換表中，也將各食品（表1～6）一單位所含的營養素量顯示出來。亦即，米飯一單位（五五g）中，含有二g的蛋白質，〇克的脂肪，一八g的糖質。三〇g的麵包中亦含同樣的營養素。

從營養師那兒得到表1的食品，一日可攝取六個單位的指導，那麼，只有米飯的話，可食三百三十克，只有麵包是一八〇克，當然也可以麵類求交換變化，以此三種食物為主食來分配。

例如，將此三種主食餐餐變化的話，早餐可吃六片切片中的一片（二單位），中餐可吃煮熟的烏龍麵一八〇克（二單位），晚餐則吃輕小碗一碗的米飯（二單位），這恰好可符合一日攝取六單位食品的指導。

若如此知道各種食品一單位的重量，或以目測（6片麵包的二分之一爲一單位，米飯五五公克＝一小碗之二分之一碗左右等），便可了解大略的熱量以及營養是否均衡了。其次，在此表示食品換表之表1～表6等主要食品一單位的重量或目測量。

①表1的食品（糖質食物）

表1的食品包含有穀類、芋類、豆類，以及玉米南瓜等，屬蔬菜類的食品。此任何一者，皆是以糖質爲主體的食品，食用表1的食品，則可以攝取糖質一八公克，蛋白質二公克來計算。

大豆以及大豆製品（豆腐等），因多含蛋白質，故包含在表3的蛋白質食品。

米飯 五五克爲一單位。以目測的話，約小碗的二分之一碗左右。稀飯的話，相當於一三〇克。

糙米 四五克爲一單位。小碗約三分之一碗左右。

黏糕　三五克爲一單位。大約五・五公分×三・五公分左右之大小。

烏龍麵　煮熟約八〇克。約四分之一麵糰爲一單位。

掛麵　煮熟約六〇克。約四分之一麵糰爲一單位。

中華麵　生的中華麵約三〇克爲一單位，相當於四分之一個麵糰。蒸過的話，約四〇克（三分之一麵糰）爲一單位。

食用麵包　三〇克爲一單位。約當六片切片之二分之一左右。

小麥粉、麵包粉　大約二〇克爲一單位。小麥粉相當於大匙之二又二分之一匙，麵包粉則約四匙。

麥片（干）　二〇克爲一單位。相當於三又二分之一匙量左右。

玉米片　二〇克爲一單位。約二百c.c.杯之一杯分。

米粉　二〇克爲一單位。一五〇克小袋之七分之一袋左右。

冬粉　二〇克爲一單位。相當於一五〇c.c.小袋之七分之一袋。

椒鹽餅乾　二〇克爲一單位。相當於二片大的。

通心粉　二〇克爲一單位。八〇克小袋之四分之一袋左右的重。

義大利麵 二〇克爲一單位。二百克小袋之十分之一袋左右。

番薯 七〇克爲一單位。普通大小之三分之一個。

馬鈴薯 一〇〇克爲一單位。相當於普通大小之一個左右。

芋頭 一三〇克爲一單位。去皮大小約二個左右。

山芋 八〇克爲一單位。若是長芋的話，約一二〇克爲一單位。

馬鈴薯粉 三〇克爲一單位。相當於百克小袋之五分之一袋。

生玉米 八〇克爲一單位，普通大小之二分之一個左右。

西洋南瓜 一一〇克爲一單位。相當小的大小之八分之一個。

栗子 以五〇爲一單位。約相當普通大小之四分之一個。

慈菇 六〇克爲一單位。約相當三個分量。

蓮藕 一二〇克爲一單位。普通大小之一節到一節半左右。

甘栗子 三〇克爲一單位。約當七個的分量。

生青碗豆 九〇克爲一單位。相當二分之一杯分量。

花扁豆（煮豆） 三〇克爲一單位。相當大湯匙二匙左右。鷹豆、精煮豔豆、去皮加糖蠶豆等的煮豆，也大致相同。

生蠶豆　七〇克爲一單位。約相當普遍大小之十五個分量左右。帶皮的蠶豆則以九〇克爲一單位。

乾燥豆　紅豆、四季豆、碗豆、豇豆等，都以二五克爲一單位。

熟紅豆　三五克爲一單位。約大湯匙之二匙分量。

鹽豌豆　二〇克爲一單位。相當於大湯匙之三匙分量左右。

以上是包含於表一的食品之一單位分之重量，以及目測方法之表示。但蠶豆、綠豆、豌豆等，若少量的話，可視爲蔬菜類（表6）。

②表2的食品（水果類）

表2的食品也是以糖質爲主體，所以，可包含柑橘、蘋果等水果類。

食用一單位的表2之食品，可攝取二〇克的糖質。能量同一單位爲八〇仟卡路里左右。

在表2的食品中，去除芯及皮等部分不吃之外，將一單位以正味的重量表示。所以，以芯和皮計算的話，應考慮其廢棄率。

桔子　二百克爲一單位。相當普通大小三個的分量。廢棄率二五%。

檸檬　二百克爲一單位。相當普通大小二個的分量。廢棄率約三%。

臍橙　二百克爲一單位。相當普通大小一個分量。廢棄率約三五%。

葡萄柚　二百克爲一單位。相當小的一個之分量，廢棄率三八%。此外，椪柑、夏柑、柑橘等，也是以二百克爲一單位。

蘋果　二百五十克爲一單位。約當普通大小一個分。廢棄率一五%。

草莓　二百五十克爲一單位。約當普通大小之一二個分，廢棄率二%。

香蕉　一百克爲一單位。約當普通大小之一條分。廢棄率三八%。

枇杷　二百克爲一單位。相當普通大小之六個分。廢棄率三三%。

桃子　二百克爲一單位。相當大的一個分量。廢棄率一三%。

③表3的食品（蛋白質食品）

表3的食品是以蛋白質爲主體的魚貝類、肉類、蛋、起司、大豆及其加工品等。

食用這些食品之一單位八〇千卡能量的話，可攝取到蛋白質九公克，脂肪五公克左右。但，因食品之不同，可能含比五克脂肪更多，也可能略含有糖質，因此，持續食用這些食品，計算上可能誤差甚大。

脂肪少的魚

銀魚、鱈魚、蝦虎魚以一百克爲一單位、鰈魚、甲魚、多鱗蟢魚、火魚、鱸魚、鯛、泥鰍、比目魚、河豚、若鷺等，以八〇克爲一單位。香魚、潔魚、梭子魚、鯉魚、白帶魚、三味魚、六魚等，以六〇克爲一單位。

脂肪稍多的魚

鮭魚、青花魚、鰆魚、秋刀魚、鯡魚、海鰻等，以四〇克爲一單位。

脂肪多的魚

鰻魚（紅燒鰻）、塩鯖魚、鰤魚、鮪魚等，以三〇克爲一單位。

貝類

蛤、蜆、貝（貝柱）等，以一百五十克爲一單位。青柳、鮑魚、文蛤等，以一三〇克爲一單位。紅貝、牡蠣、海扇貝等以一〇〇克爲一單位。

烏賊、蟹、蝦、章魚

烏賊、蟹以一〇〇克爲一單位，蝦、章魚則爲八〇克爲一單位。

脂肪少的肉

沒有脂肪的牛肉（肩、里肌部、腿部等）；沒有脂肪的豬肉（肩、里肌、腿等）。此外，牛、豬的肝，馬肉、雞柳等，脂肪比較少的肉類。各種都是以六〇克爲一單位。

脂肪多的肉

沒有脂肪的牛肉（肩里脊、肚肉）；沒有脂肪的豬肉（肩里脊、里脊），雞肉（翅膀、腿部、胸部、背部）等，以四〇克爲一單位。此外，牛、豬的背部肉、鹹牛肉罐頭、臘腸等加工食品，則以三〇克爲一單位。

蛋

雞蛋、鵪鶉蛋以五〇克爲一單位，雞蛋的蛋白是以一六〇克爲一單位，蛋黃則二〇克爲一單位了。

起司

加工起司以二五克爲一單位。

大豆及其加工製品

嫩豆腐是一百四十克爲一單位，普通豆腐、油豆腐、豆腐渣則一〇〇克爲一單位。煮過的油豆腐是以六〇公克爲一單位。

④**表4的食品（乳製品等）**

乳類和乳製品（起司除外），是以蛋白質爲主體的食品，但在營養上是屬於獨立的分類，故集合爲表4的食品。

食用這些食品一單位八〇千卡熱量的話，可攝取到蛋白質4克，脂肪5克，糖質6克。

牛奶　一四〇克爲一單位。保久奶則以一七〇克爲一單位。

奶粉　二十克爲一單位。

無糖優格　一四〇克爲一單位。加糖的乳酪含有十公克的砂糖，請注意。

⑤**表5的食品（脂肪食品）**

以脂肪爲主體的食品，食用這些食品一單位八〇千卡路里的話，可攝取到9克的脂肪。

沙拉醬 二〇克爲一單位。相當於大湯匙之二分之一匙左右。

美奶滋 一五克爲一單位。相當於大湯匙一匙。

植物油、奶油、乳瑪琳 以一〇克爲一單位。相當大湯匙約一匙。

豬腹肚、臘肉 以二〇克爲一單位。豬切肉亦同。

種子類 核桃、胡桃、芝麻、花生、杏仁果等，以一五克爲一單位。

⑥表6的食品（維他命、礦物質）

不要只吃一種蔬菜，應多吃各類蔬菜。以三〇〇克爲一單位。

食用蔬菜類一單位八〇千卡熱量的話，可攝取到蛋白質5克，脂肪1克，糖質一三克。

此外，蔬菜類也分爲糖質少的和糖質稍多的，若食用後者超過二〇〇克，則必須考量計算其能量。有色蔬菜和其他蔬菜來說，有色蔬菜一天應食用一〇〇克以上。

蔬菜一日的攝取量應爲三〇〇克，但應儘量混合各種蔬菜食用。

糖質少的蔬菜（粗體字爲有色蔬菜）。

晨菜、蕪菁葉、任生菜、變種油菜、芥葉、沙拉菜、紫蘇、高芥菜、蘆荀、小白菜、小黃瓜、豆芽菜、越瓜、芹菜、蘿蔔、竹筍、蕃茄、茄子、白菜。

糖質稍多的蔬菜（粗體字爲有色蔬菜）

青豌豆、紅蘿蔔、龍鬚菜、慈葱、洋白菜、茭白筍、牛蒡、洋葱、葱、大白菜。

蘑菇、海草類

蘑菇、海草類無須考慮到熱量。特別是海草類，含有豐富的鈣、碘和礦物質，所以可以多加食用。

一日的食品構成

從醫師處接受一日總能量的指示後，再計算合爲多少單位。

例如，被指示一天須一六〇〇千卡路里的人，除以八〇千卡路里（一單位），亦即，每天必須攝取到二〇單位不可。

其次，接受營養師的指導，將此二〇單位依照「食品交換表」之表1~表6

糖尿病基本食品構成表（一天）

表	單位	食品名	正味 g	估計量	蛋白質 g	脂肪 g	糖質 g
1	6	米飯	330	小碗3碗	12	—	108
2	1	水果	150	蘋果一個	—	—	20
3	1	魚貝類	80	魚一塊	9	5	—
	1	肉類	60	薄牛肉片一片	9	5	—
	1	蛋	50	普通雞蛋一個	9	5	—
	1	豆腐	100	⅓塊	9	5	—
4	1・4	牛奶	200	一瓶	6	7	8
5	1	油脂類	10	大湯匙一匙	—	9	—
6	1	蔬菜類 海苔類 海草類	300		5	1	13
附錄1	0・6	味噌（味噌湯）、砂糖（調味料）	12 6	小湯匙2匙 小湯匙2匙	3 —	2 —	— 6
合計	15				62	39	155

，予以分配。

另外，在此「食品交換表」上有刊載「糖尿病基本食物」之食品構成，可多加利用。

糖尿病基本食物，可以一天一五單位，一二〇〇千卡路里的營養均衡來考慮及分配

例如，被指

示一六〇〇千卡路里的人，扣除基本食物之一二〇〇千卡路里後還剩四〇〇仟卡，亦即五單位，可由表1～表6中選擇此食品。

此時，最好有營養師的指導，並遵從指示來分配。

有併發症的人，醫師一定會有特別指示，一定要確實遵守。

另外，務必要注意不可的是，不可只從食品交換表中的同一表內每日選擇相同的食物。因爲如此一來，會造成營養的偏頗。

爲不致於造成營養上的偏失，應在同表中選擇各式各樣的食物來吃。

一旦決定了一日應攝取的食品單位數以及如何分配後，其次必須考慮到一天三餐的分配和訂定的菜單。至於怎樣比例的分配較好，因糖尿病的症狀和程度的不同，應和醫師和營養師詳細的討

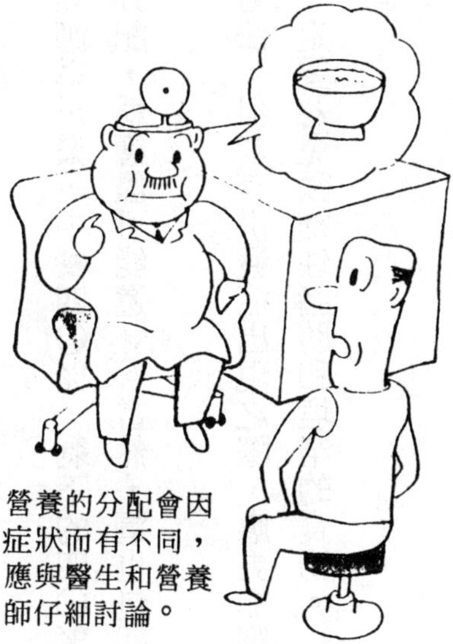

營養的分配會因症狀而有不同，應與醫生和營養師仔細討論。

論爲佳。

一般而言，一日之全單位數的二〇％應爲早餐，中餐四〇％，剩下的四〇％爲晚餐較好。另外，一日決定了三餐的分配，就應儘可能遵守。當然，這也包括在飲食療法中的規律正常的飲食生活。

以上，僅限於糖尿病之食品構成的方法，但若有併發症出現之際，應更加細微的控制不可。例如，動脈硬化的人，一定要避免動物性脂肪和塩辛的食物。

食品的廢棄率

前項中曾提及「食品的廢棄率」這句話，這到底所指爲何呢？

例如，我們在食用桔子或蘋果時，會將果皮削掉，只吃中間部分。在食品交換表中所表示的重量，便是除去皮的重量不計，只算可食的中間部分。

亦即，食品交換表中所表示的是正味的重量，因此，實際上在家庭中進行食品的計算時，必須考慮到此廢棄率不可。

例如，食用帶皮的三百六十克夏柑時，因其廢棄率是四五％，所以，可食的部分是五五%，即相當於一九八克。

夏柑的可食部分一○○克的能量是三八千卡，所以一九八克的夏柑之熱量爲：

$$38\times 1.98=75.24\fallingdotseq 75\ \text{kcal}$$

這和交換表中所表示的一單位八○千卡，可說是大致相同。

選擇食物之時的注意

飲食療法要長期間的持續有恆才是有價値的。所以，一旦根據食品交換表決定了一天的菜單，便要持續努力做到才是。此時所應注意的是，無論菜單上的營養是如何均衡良好，每天持續只吃同一種類食品的話，長期下來，一定會有某種營養的偏失。

首先，在表1的食品中，我們似乎都只吃米飯。偶爾也應以麵包或麵食類代替米飯，或選擇芋類也不錯。

關於表2的水果類，每天最少要攝取一單位的各式各樣種類之水果。減少表

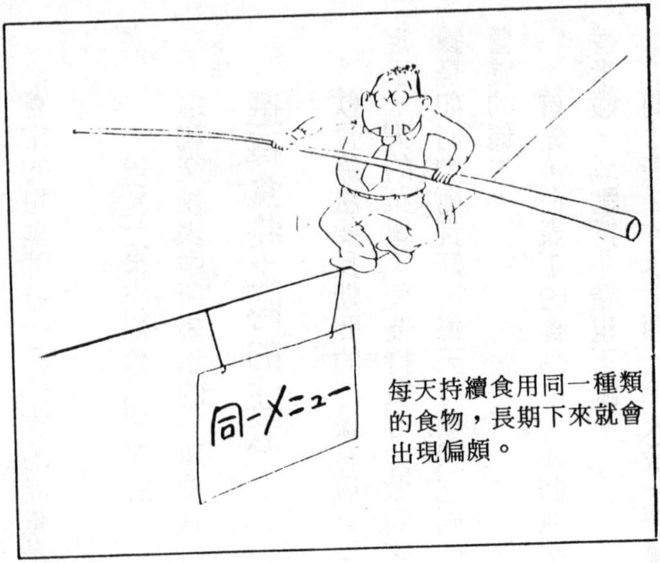

每天持續食用同一種類的食物，長期下來就會出現偏頗。

1的食品，增加水果類的分量亦可。但，反之則不可。

表3的食品是以蛋白質爲主體的。一天最少要攝取四單位以上。此時，應多攝取魚貝、肉、大豆製品等食物。此外，應注意多攝取良質的蛋白質。

表4中最重要的食品是牛奶。它也是含有維他命、鈣等營養素的優秀食品。牛奶也有瓶裝或鋁箔包裝的，但每二○○c.c.是一・四單位。

此外，討厭牛奶的人，可以用表3的食品一單位，表2的食品（水果類）○・四單位來交換食用。

表5的油脂食品，應儘可能攝取植物性的。食用過多油脂的食品會產生高熱量，須特別注意。

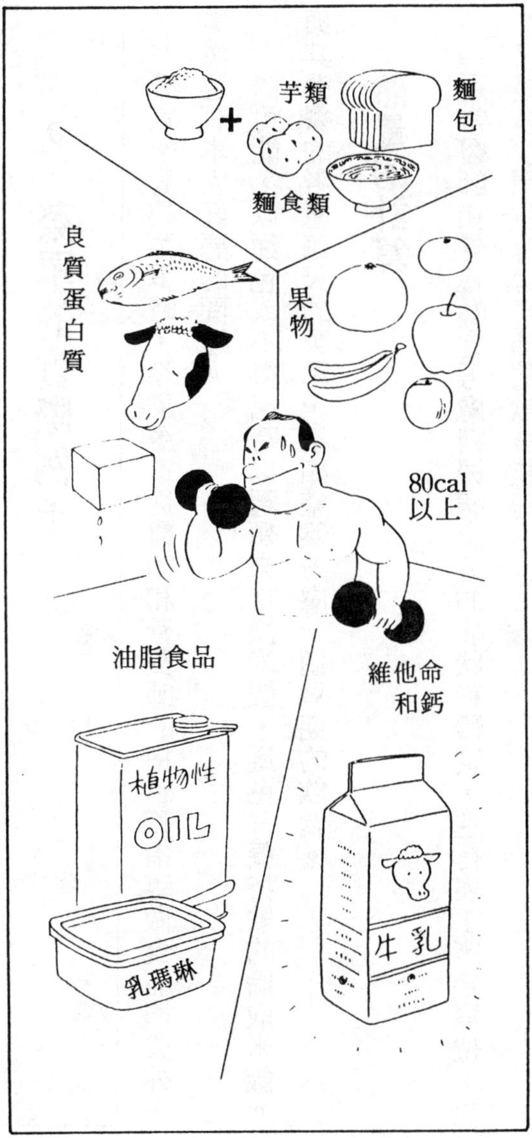

5 菜單的實際例子

製定家庭的菜單時，除了應遵從醫師和營養師的指示和指導做食品構成外，當然也有本人好惡的問題。

儘可能，以麵包或不得已時以麵類來交換米飯，避免三餐持續的攝取米飯。與其餐餐的考慮每天的菜單，不如整盤考慮一個星期的飲食。

熱量的計算

通常醫師和營養師會考慮糖尿病患者的症狀和體質，進行表1應幾單位，表2又是多少單位等等具體的飲食指導。

表1取出十二單位，表2是一單位，表3是五單位，表4是一・四單位，表5是二單位，表6是一單位，之外，附錄1的砂糖、調味料是〇・六單位，共計二三單位，一八四〇千卡熱量，此指示恰符合一日需攝取的熱量。

食品構成例（一天）

總熱量	1200	1400	1600	1800	2000	2200
使用單位	15	18	20	23	25	28
表　1	6	9	11	12	13	15
表　2	1	1	1	1	2	2
表　3	4	4	4	5	4	5
表　4	1.4	1.4	1.4	1.4	2.4	2.4
表　5	1	1	1	1	2	2
表　6	1	1	1	1	1	1
附　錄	0.6	0.6	0.6	0.6	0.6	0.6

使用一二克的調味味噌和六克的砂糖時，主要營養素是糖質二五七克，脂肪五三克，蛋白質八三克。

變成具體的食品例是：表1米飯是六六〇克，麵包則是三六〇克。表2的話，蘋果1個，或桔子3個。水果類若要增加一單位以上，則要減少表5食品的相同量。表3的食品有五單位，可由魚貝類攝取二單位，肉一單位，蛋一單位，豆腐等大豆製品一單位，請營養均衡的攝取。

表4的一・四單位，相當於二〇〇*ml*的牛奶。牛奶是營養豐富的優良食品，最好每天都喝。

表5的脂肪類，應多用植物性油脂。在此例是二單位，但一單位也無妨。

表6的蔬菜類和海草類，每天都應攝取，不要捨棄。一單位分約三〇〇克，但這不是像表1的食品那般，需嚴重的限制不可，所以，可以儘量多加攝取無妨。

在此是二三單位、一八四〇千卡的食品構成，但一般都目測約一八〇〇千卡的飲食。

上表是表示總能量有異時的幾個食品構成例子，可爲參考。

三餐飲食的菜單實例

食品的分配，普通是早餐二〇%，中餐、晚餐各爲四〇%。以下的二三單位一八〇〇千卡的菜單實例，是以早餐＝七單位，中餐＝八・三單位，晚餐＝八・五單位，予以分配的。

【早餐】 **米飯**（小碗二碗）二二〇g→表6＝四單位。**味噌湯**　味噌小匙二匙一二g→附錄1＝〇・三單位、葱三公分，一〇g→表6、海帶芽少許四g→表6。**竹筴魚（燒魚）**　竹筴魚一條六〇g→表3＝一單位。**菠菜的涼拌青菜**　菠菜3棵，一〇〇g↓表6＝〇・三單位。醬油小匙的二分之一，三g。**醬菜**　**小黃瓜中五分之一根，二〇g↓表6。牛奶**　通常牛奶二〇〇*ml*↓表4＝一・四單位。

【中餐】　**山芋麵**　熟麵一小麵糰一八〇g↓表1＝三單位。山芋八〇g↓表1＝一單位、雞蛋中一個五〇g↓表3＝一單位、泡湯（砂糖小匙二匙六g↓附錄1＝〇・三單位）。**油炸豆腐**　普通豆腐二分之一塊一四〇g↓表3＝一單位、沙拉油大匙一匙↓表5＝一單位、醬油小匙二分之一匙三g。**水果**（草莓）一二粒二五〇g↓表2＝一單位。

【晚餐】　**米飯**（小碗二碗）二二〇g↓表6四單位。**紅燒牛肉加配菜**　沒有脂肪的牛肉的腿肉一二〇g↓表3＝二單位、蔬菜（洋蔥等）五〇g↓表6＝〇・二單位、沙拉油大匙二分之一匙五g↓表5＝〇・五單位。紅葡萄酒大匙二匙二〇g↓附錄2＝〇・二單位、塩、楜椒少量。**生菜沙拉**　蔬菜（蕃茄、萵苣、黃瓜等）二〇〇g↓表6＝〇・六單位、沙拉醬大匙一又二分之一匙↓表5＝一單位。

6 熱量計算的知識

關於食品成分表

要開始飲食療法時，一定要先考慮到各種食品的熱量（能量）及其營養的均衡不可。而此時所需要的就是「食品成分表」。

此食品成分表已在前項敍述過了，這是科學技術廳資源調查會編的「日本食品標準成分表」，有關日本所有的食品，正確地記載了其可食部分一〇〇g相當的熱量（千卡路里）及蛋白質、脂肪、碳水化合物、無機質、維他命類等之含有量。

所以，對於從事長期的飲食療法者，乃是非常有用的參考資料。

例如，米的項目中，可區分爲水稻和陸稻，水稻又可區分爲玄米、半粘米、七分粘米、精白米、胚芽精米等五種。在各個欄中記載了能量、水分、蛋白質、

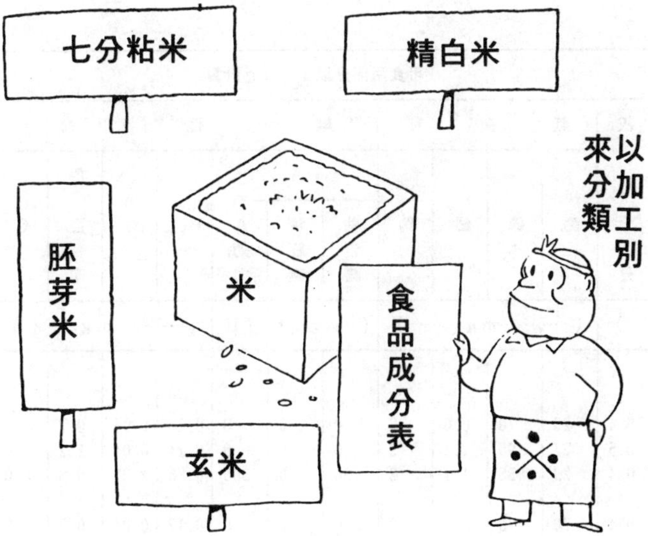

脂肪、糖質、礦物質、維他命等之含有成分。

此外，煮成米飯或稀飯時的含有成分量等，也有詳細的數值表示。

小麥的項目中，也表示了食用麵包、肉餡麵包、學校給食用麵包、葡萄麵包、甜甜圈麵包等之各項數值，以及掛麵、涼麵等等之含有成分。

因此，應閱讀過其飲食的熱量及營養均衡之後，做爲參考用。以下，在此介紹其中一部分。

可食用部分以１００g計算											
灰分	無機質				維他命						
	鈣	磷	鐵	鈉	A 勒吉諾	A 葉紅素	A 效力	B_1	B_2	尼亞辛	C
……)	(…………mg………)				(…μg…)		IU	(…………mg………)			
0.4	23	70	0.6	2	0	0	0	0.13	0.04	0.7	0
0.5	27	95	1.1	2	0	0	0	0.24	0.04	1.2	0
0.4	29	85	1.1	2	150	0	500	0.75	0.35	0.8	0
0.4	20	75	0.6	2	0	0	0	0.12	0.04	0.7	0
0.5	25	95	1.1	2	0	0	0	0.20	0.05	1.4	0
0.4	20	75	1.0	2	0	0	0	0.10	0.05	0.9	0
0.5	25	100	1.2	2	0	0	0	0.17	0.06	1.3	0
0.5	27	90	1.1	2	150	0	500	0.70	0.35	1.0	0
1.7	36	70	1.0	520	0	0	0	0.07	0.07	0.7	0
1.7	37	75	1.0	520	0	0	0	0.08	0.08	0.7	0
1.8	48	85	1.0	520	85	0	280	0.38	0.25	0.8	0
1.8	49	90	1.1	530	85	0	280	0.38	0.25	0.8	0
1.6	38	80	1.1	490	0	0	0	0.06	0.08	0.8	0
1.6	42	75	1.2	370	0	0	0	0.05	0.06	0.6	0
1.9	15	75	1.0	630	0	0	0	0.08	0.04	0.6	0
1.9	20	110	1.6	550	0	0	0	0.26	0.10	1.1	0
1.8	30	95	1.2	490	0	0	0	0.14	0.06	0.9	0
1.8	15	55	0.5	600	0	0	0	0.09	0.03	0.5	0
0.1	7	18	0.2	45	0	0	0	0.02	0.01	0.1	0
0.7	13	30	0.5	230	60	0	200	0.19	0.12	0.4	0

●穀類

食品名	廢棄率	可食用部分以100g計算						
		熱量		水分	蛋白質	脂肪	碳水化合物	
							醣類	纖維
	%	Kcal	KJ	(…………g…………				
小麥粉								
薄力粉								
1 等	0	368	1,540	14.0	8.0	1.7	75.7	0.2
2 等	0	369	1,544	14.0	8.8	2.1	74.3	0.3
學校給食用	0	368	1,540	14.0	8.5	1.9	74.9	0.3
中力粉								
1 等	0	368	1,540	14.0	7.0	1.8	74.6	0.2
2 等	0	369	1,544	14.0	9.7	2.1	73.4	0.3
强力粉								
1 等	0	366	1,531	14.5	11.7	1.8	71.4	0.2
2 等	0	367	1,536	14.5	12.4	2.1	70.2	0.3
學校給食用	0	367	1,536	14.5	12.0	2.0	70.7	0.3
麵包類								
食用麵包（市販）	0	260	1,088	38.0	8.4	3.8	48.0	0.1
含肉麵包（市販）	0	264	1,105	37.0	8.5	3.8	48.9	0.1
學校用給食用麵包								
食用麵包	0	260	1,088	38.0	8.8	3.9	47.3	0.2
食用麵包	0	265	1,109	37.0	8.9	4.1	48.0	0.2
甜甜圈麵包	0	279	1,167	35.0	8.8	5.1	49.4	0.1
葡萄麵包	0	260	1,088	38.0	6.6	3.7	49.9	0.2
法國麵包	0	293	1,226	30.0	8.5	1.5	57.7	0.4
全麥麵包	0	265	1,109	35.0	12.2	2.5	48.0	0.4
乾麵包	0	393	1,644	5.5	9.5	4.4	78.6	0.2
烏龍麵條、掛麵類								
烏龍麵								
生	0	280	1,172	33.0	6.5	1.3	57.0	0.1
熟	0	101	423	76.5	2.5	0.5	20.3	0.1
學校給食用麵								
熟	0	148	619	65.0	4.9	0.8	28.5	0.1

可食用部分以100g計算											
灰分	無機質				維他命						
					A						
	鈣	磷	鐵	鈉	勒吉諾	葉紅素	A效力	B_1	B_2	尼亞辛	C
……)	(…………mg………)				(…μg…)		IU	(…………mg………)			
3.3	22	80	0.8	1200	0	0	0	0.14	0.03	0.9	0
0.4	6	19	0.2	120	0	0	0	0.02	0.01	0.1	0
3.3	21	80	0.8	1200	0	0	0	0.12	0.04	0.8	0
0.4	7	26	0.3	120	0	0	0	0.02	0.01	0.2	0
6.0	20	75	0.8	2200	0	0	0	0.12	0.04	0.8	0
0.8	5	21	0.3	270	0	0	0	0.02	0.01	0.2	0
0.8	18	170	1.4	1	0	0	0	0.19	0.09	3.4	0
0.2	9	80	0.8	2	0	0	0	0.05	0.02	0.5	0
1.2	25	250	1.9	2	0	0	0	0.27	0.09	3.3	0
0.2	8	70	0.7	2	0	0	0	0.05	0.02	0.5	0
1.1	15	60	0.7	130	0	0	0	0.02	0.02	0.6	0
0.3	8	30	0.4	40	0	0	0	0.01	0.01	0.2	0
0.6	12	45	0.6	140	0	0	0	0.02	0.02	0.6	0
1.4	22	85	1.0	170	0	0	0	0.03	0.03	0.9	0
0.2	8	25	0.4	26	0	0	0	0.01	0.01	0.2	0
1.6	18	75	1.5	460	0	0	0	0.09	0.04	1.0	0
2.0	23	85	1.0	550	0	0	0	0.05	0.05	1.0	0

●穀類

食品名	廢棄率	可食用部分以100g計算					碳水化合物	
		熱量		水分	蛋白質	脂肪	醣類	纖維
	%	Kcal	KJ	(……		g	……	
乾麵								
乾	0	358	1,498	13.5	8.9	1.8	72.3	0.2
熟	0	93	389	78.0	2.4	0.5	18.6	0.1
掛麵								
涼麵								
乾	0	363	1,519	12.5	9.7	1.9	72.4	0.2
熟	0	128	536	70.0	3.4	0.7	25.4	0.1
手拉掛麵								
手拉涼麵								
乾	0	347	1,452	14.0	9.3	2.4	68.1	0.2
熟	0	127	531	70.0	3.3	0.9	24.9	0.1
蕎麥麵類								
蕎麥麵								
乾	0	274	1,146	33.0	9.8	1.9	54.2	0.3
熟	0	132	552	68.0	4.8	1.0	25.8	0.2
千蕎麥麵								
乾	0	360	1,506	12.0	13.6	2.6	70.2	0.4
熟	0	116	485	72.0	4.5	0.9	22.3	0.1
中華麵類								
中華麵								
生	0	284	1,188	33.0	8.4	1.4	56.0	0.1
熟	0	150	628	65.0	4.5	0.8	29.3	0.1
蒸中華麵	0	196	820	54.0	6.0	1.0	38.3	0.1
千中華麵								
乾	0	369	1,544	13.0	11.2	1.9	72.3	0.2
熟	0	129	540	70.0	3.6	0.7	25.4	0.1
即席中華麵								
油炸乾燥	0	497	2,079	315	10.3	19.3	65.1	0.2
加熱乾燥	0	379	1,586	10.0	11.6	2.0	74.2	0.2

可食用部分以100g計算											
灰分	無機質				維他命						
					A						
	鈣	磷	鐵	鈉	勒吉諾	葉紅素	A效力	B_1	B_2	尼亞辛	C
……)	(…………mg………)				(…μg…)		IU	(…………mg………)			
0.6	18	120	1.5	2	0	0	0	0.21	0.07	2.9	0
0.5	7	45	0.6	170	0	0	0	0.04	0.02	0.3	0
4.1	65	1200	6.6	12	0	0	0	2.10	0.60	7.0	0
0.3	13	60	1.3	7	0	0	0	0.08	0.03	0.5	0
0.6	33	130	3.3	6	0	0	0	0.16	0.07	3.5	0
2.3	19	80	1.2	650	0	0	0	0.11	0.06	1.0	0
1.3	10	300	1.1	2	0	0	0	0.54	0.06	4.5	0
1.3	10	300	1.1	2	0	0	0	0.54	0.06	4.5	0
0.9	8	220	0.8	2	0	0	0	0.39	0.05	3.5	0
0.9	8	220	0.8	2	0	0	0	0.39	0.05	3.5	0
0.8	7	190	0.7	2	0	0	0	0.32	0.04	2.4	0
0.8	7	190	0.7	2	0	0	0	0.32	0.04	2.4	0
0.6	6	140	0.5	2	0	0	0	0.12	0.03	1.4	0
0.6	6	140	0.5	2	0	0	0	0.12	0.03	1.4	0
0.6	6	140	0.5	2	0	0	0	125	5	1.5	0
0.6	4	130	0.5	2	0	0	0	0.16	0.02	1.6	0
0.3	2	50	0.2	2	0	0	0	0.09	0.02	0.9	0

●穀類

食品名	廢棄率	熱量		水分	蛋白質	脂肪	碳水化合物	
		可食用部分以100g計算						
							醣類	纖維
	%	Kcal	KJ	(………… g …………				
通心粉、義大利麵類								
通心粉、義大利麵								
乾	0	378	1,582	12.0	13.0	2.2	72.0	0.2
熟	0	149	623	65.0	5.2	0.9	28.3	0.1
其　他								
小麥胚芽	0	247	1,033	9.2	27.9	9.7	47.0	2.1
新鮮麵筋	0	172	720	60.0	12.7	0.8	26.1	0.1
燒麵（觀音麵）	0	385	1,611	11.3	28.5	2.7	56.3	0.6
麵包粉	0	372	1,556	11.5	10.2	5.5	70.3	0.2
米								
穀　粒								
玄　米								
水　稻	0	351	1,469	15.5	7.4	3.0	71.8	1.0
陸　稻	0	349	1,460	15.5	10.0	3.0	69.2	1.0
半粘米								
水　稻	0	353	1,477	15.5	7.1	2.0	73.9	0.6
陸　稻	0	353	1.477	15.5	9.5	2.0	71.5	0.6
七分粘米								
水　稻	0	356	1,490	15.5	6.9	1.7	74.7	0.4
陸　稻	0	356	1,490	15.5	9.4	1.7	72.2	0.4
精白米								
水　稻	0	356	1,490	15.5	6.8	1.3	75.5	0.3
陸　稻	0	356	1,490	15.5	9.2	1.3	73.1	0.3
强化米	0	362	1,515	14.0	7.0	1.3	78.8	0.3
飯、粘糕類								
飯、玄米								
水　稻	0	153	640	63.0	3.3	1.3	31.4	0.4
飯、半粘米								
水　稻	0	151	632	64.0	2.8	0.9	31.7	0.3

可食用部分以100g計算											
灰分	無機質				維他命						
					A						
	鈣	磷	鐵	鈉	勒吉諾	葉紅素	A效力	B_1	B_2	尼亞辛	C
……)	(…………mg………)				(…μg…)		IU	(…………mg………)			
0.3	3	50	0.2	2	0	0	0	0.09	0.02	0.9	0
0.2	2	40	0.1	2	0	0	0	0.08	0.01	0.6	0
0.2	2	40	0.1	2	0	0	0	0.08	0.01	0.6	0
0.1	2	30	0.1	2	0	0	0	0.03	0.01	0.3	0
0.1	2	30	0.1	2	0	0	0	0.03	0.01	0.3	0
0.1	1	15	0	2	0	0	0	0.01	0.01	0.1	0
0	0	5	0	2	0	0	0	0.01	0	1	0
0.3	5	50	0.3	2	0	0	0	0.05	0.01	0.6	0
0.4	5	85	0.2	2	0	0	0	0.10	0.03	0.6	0
0.2	3	50	0.1	2	0	0	0	0.06	0.02	0.6	0
8.9	46	1500	6.0	5	0	15	0	2.50	0.50	25.0	0
0.3	4	75	0.2	2	0	0	0	0.07	0.02	0.9	0
0.2	8	45	1.1	3	0	0	0	0.03	0.01	0.4	0
0.3	4	65	0.1	2	0	0	0	0.11	0.07	1.7	0

●穀類

食品名	廢棄率	可食用部分以１００ｇ計算						
		熱量		水分	蛋白質	脂肪	碳水化合物	
							醣類	纖維
	%	Kcal	KJ	(…………………			g …………	
陸稻	0	148	619	64.0	3.8	0.9	30.7	0.3
飯、七分粘米								
水稻	0	146	611	65.0	2.7	0.7	31.2	0.2
陸稻	0	146	611	65.0	3.6	0.7	30.3	0.2
飯、精白米								
水稻	0	146	611	65.0	2.6	0.5	31.7	0.1
陸稻	0	146	611	65.0	3.5	0.5	30.8	0.1
稀飯	0	63	264	85.0	1.1	0.2	13.5	0.1
米湯	0	27	113	93.5	0.5	0	6.0	0
紅飯	0	175	732	58.0	3.9	0.7	36.8	0.3
α（開始）化米	0	385	1,611	8.0	7.0	1.4	82.8	0.4
粘糕	0	232	971	44.5	4.2	0.8	50.1	0.2
其他								
米糠	☆	286	1,197	13.5	13.2	18.3	38.3	7.8
素米粉	0	360	1,506	14.0	6.5	1.3	77.6	0.3
糯米粉	0	367	1,536	12.5	6.9	1.3	78.7	0.4
米麴子	0	280	1,172	33.0	5.5	1.1	59.8	0.3

*『科學技術廳資源調查會編著之「四訂日本食品標準成分表」精華』

可食用部分以１００g計算											
灰分	無機質				維他命						
	鈣	磷	鐵	鈉	A			B$_1$	B$_2$	尼亞辛	C
					勒吉諾	葉紅素	A效力				
……)	(…………mg………)				(…μg…)		IU	(…………mg………)			
0.8	21	130	2.1	18	0	0	0	0.03	0.06	0.4	0
0.4	24	45	0.6	85	11	0	37	0.01	0.02	0.1	0
0.1	2	13	0.2	2	0	0	0	0	0	0.1	0
0.3	21	36	0.8	37	0	0	0	0.03	0.02	0.2	0
0.5	18	41	0.5	55	0	0	0	0.02	0.02	0.2	0
0.4	29	110	0.9	55	80	7	270	0.04	0.17	0.2	0
0.5	28	75	1.6	10	0	0	0	0.04	0.03	0.2	0
0.3	3	29	0.2	2	0	0	0	0.02	0.02	0.2	0
0.1	2	20	0.1	2	0	0	0	0.02	0.01	0.3	0
0.1	2	10	0.2	2	0	0	0	0.01	0	0.1	0
0.3	2	25	0.1	70	0	0	0	0.02	0.01	0.2	0
0	4	0	0.1	3	0	0	0	0	0	0	0
0.9	15	85	1.4	75	0	0	0	0.03	0.05	0.4	0
0.3	13	42	0.5	22	0	0	0	0.02	0.02	0.3	0
0.9	3	41	0.2	260	0	0	0	0.02	0.02	0.4	0
0.4	28	39	1.0	47	0	0	0	0.02	0.02	0.2	0
0.3	18	34	0.7	35	0	0	0	0.02	0.02	0.1	0
0.4	19	49	0.7	36	0	0	0	0.04	0.01	0.4	0
0.4	30	75	0.9	34	47	0	160	0.03	0.10	0.1	0
0.1	1	16	0.1	1	0	0	0	0.02	0.01	0.3	0
0.6	120	80	1.7	6	0	0	0	0.08	0.05	0.4	0
0.8	21	90	1.1	130	35	0	120	0.03	0.07	0.3	0
0.3	41	46	1.6	3	0	0	0	0.01	0.03	0.1	0
0.6	39	65	1.4	130	20	0	65	0.02	0.05	0.1	0

●餅乾糕點類

食品名	廢棄率	可食用部分以100g計算						
		熱量		水分	蛋白質	脂肪	碳水化合物	
							醣類	纖維
	%	Kcal	KJ	(………… g …………				
日本點心								
生、半生餅乾糕點類								
甘納豆	0	306	1,280	23.5	7.0	0.6	66.7	1.4
今川燒	0	222	929	45.5	4.6	1.2	48.0	0.3
羽二重	0	183	766	54.5	1.1	0.2	44.0	0.1
鶯　餅	0	241	1,008	40.0	3.6	0.4	55.3	0.4
柏　餅	0	207	866	48.5	4.1	0.5	46.1	0.3
豆　餅	0	316	1,322	26.9	6.8	5.1	60.8	0
鹿　餅	0	264	1,105	34.0	4.4	0.4	59.9	0.8
糯米薄脆餅	0	230	962	42.5	2.1	0.3	54.7	0.1
糠　糬	0	304	1,272	24.4	1.7	0.3	73.4	0.1
牛皮餅	0	257	1,075	36.0	1.4	0.3	62.1	0.1
切　餅	0			38.0	2.2	0.4	59.0	0.1
金玉糖	0	288	1,205	28.5	0	0	72.0	0
紅豆餅	0	363	1.100	34.0	5.0	0.6	58.6	0.9
槲子麻糬								
餡	0	202	845	50.5	3.9	0.6	44.9	0.3
醬　油	0	197	824	50.5	3.3	0.6	44.9	0.2
櫻葉糕								
關東風	2	239	1,000	40.5	4.4	0.5	53.8	0.4
關西風	2	201	841	50.0	3.4	0.4	45.6	0.3
大福餅	0	235	983	41.5	4.7	0.6	52.4	0.4
蘭　果	0	294	1,230	30.0	5.7	3.1	60.6	0.2
粽　子	0			62.0	1.3	0.3	36.2	0.1
茶　果	0	328	1,372	22.5	6.2	4.1	65.9	0.7
銅鑼燒	0	284	1,188	31.5	6.0	2.6	58.5	0.6
糖餡餅	0	265	1,109	34.0	5.3	0.4	59.5	0.5
饅　頭								
豆　餡	0	295	1,234	27.9	6.6	1.8	62.7	0.4

可食用部分以１００g計算											
灰分	無機質				維他命						
					A						
	鈣	磷	鐵	鈉	勒吉諾	葉紅素	A效力	B_1	B_2	尼亞辛	C
……)	(…………mg………)				(…μg…)		IU	(…………mg………)			
0.3	25	30	1.0	49	0	0	0	0.01	0.02	0.1	0
0.4	40	60	1.0	30	14	0	47	0.03	0.04	0.1	0
0.4	36	70	1.3	23	31	0	100	0.04	0.08	0.2	0
0.5	22	31	1.2	100	0	0	0	0.03	0.03	0.3	0
0.3	34	45	1.3	3	0	0	0	0.02	0.03	0.1	0
0.9	6	36	0.2	240	0	0	0	0.02	0.02	0.2	0
0.2	34	32	1.2	3	0	0	0	0.01	0.02	0	0
0.3	25	26	0.9	65	0	0	0	0.01	0.02	0	0
0.4	31	38	1.2	85	0	0	0	0.01	0.02	0.1	0
0.1	2	1	0.2	5	0	0	0	0	0	0	0
0.1	2	29	0.1	3	6	0	0	0.03	0.01	0.3	0
0.9	16	120	3.9	5	0	0	0	0.05	0.03	2.5	0
0.6	17	65	2.0	130	0	0	0	0.01	0.01	0.3	0
0.4	3	40	0.1	95	0	0	0	0.05	0.02	0.5	0
0.9	55	50	1.5	6	0	0	0	0.05	0.02	0.4	0
0.4	18	70	0.8	2	0	0	0	0.06	0.02	0.5	0
1.7	85	170	3.1	0	0	0	0	0.13	0.05	0.3	0
1.3	60	140	2.3	1	0	0	0	0.20	0.07	0.7	0
1.7	2	27	0.1	610	0	0	0	0.03	0.01	0.3	0
1.5	11	36	0.3	500	0	0	0	0.03	0.01	0.2	0
0.6	24	75	0.7	90	45	0	150	0.04	0.09	0.3	0
0.3	11	37	0.4	100	13	0	43	0.04	0.06	0.1	0
2.4	240	160	2.3	430	0	0	0	0.20	0.06	1.1	0
1.6	28	130	0.8	340	0	0	0	0.11	0.04	2.5	0

●餅乾糕點類

食品名	廢棄率	可食用部分以１００g計算						
		熱量		水分	蛋白質	脂肪	碳水化合物	
							醣類	纖維
	%	Kcal	KJ	(…………………			g …………	
屑	0	220	920	45.5	3.1	0.2	51.1	0.3
栗	0	309	1,293	24.0	6.0	1.3	67.9	0.4
糖　分	0	298	1,247	28.0	6.2	2.3	62.8	0.3
蒸饅頭	0	261	1,092	35.0	4.8	0.5	58.8	0.4
糯米豆餡點心	0	285	1,192	29.0	4.9	0.4	65.0	0.4
湯　餅	0	326	1,364	22.0	2.6	3.6	70.7	0.2
羊　羹								
練羊羹	0	292	1,238	26.0	3.6	0.2	69.7	0.3
水羊羹	0	196	820	51.0	3.0	0.2	45.2	0.3
蒸羊羹	0	142	1,013	39.5	4.3	0.3	55.1	0.4
干餅乾、糕點類								
糖　玉	0	390	1,632	2.5	0	0	97.4	0
用模子做出的糕點類								
糯米落雁點心	0	390	1,632	3.0	2.2	0.4	94.2	0.1
麥粉落雁點心	0	390	1,644	2.4	5.0	1.3	88.9	1.5
高粱落雁點心	0	390	1.632	2.5	7.3	0.4	88.8	0.4
用糯米、芝蔴、豆加糖作的點心	0	383	1.602	5.0	3.3	1.0	90.1	0.2
加年多餅								
黑	0	507	2,121	3.2	6.1	24.9	64.5	0.1
白	0	466	1,950	2.5	8.7	15.6	72.6	0.2
源平多	0	426	1,782	1.6	11.8	7.8	75.6	1.5
御加棒餅	0	384	1,607	10.0	10.2	5.9	71.4	1.2
塩斧(糯米餅粉加糖)	0	356	1,490	10.0	2.3	0.5	85.4	0.1
煎　餅								
海苔煎餅	0	381	1,594	4.2	4.1	0.8	89.3	0.1
瓦煎餅	0	391	1,636	6.0	6.8	3.5	83.0	0.1
手卷煎餅	0	391	1,636	3.5	3.5	1.3	91.3	0.1
芝蔴煎餅	0	433	1,812	3.3	10.9	11.1	71.5	0.8
花生煎餅	0	430	1,799	3.3	11.6	10.0	72.8	0.7

可食用部分以１００g計算											
灰分	無機質				維他命						
					A						
	鈣	磷	鐵	鈉	勒吉諾	葉紅素	A效力	B_1	B_2	尼亞辛	C
……)	(…………mg………)				(…μg…)		IU	(…………mg………)			
0.7	37	55	1.2	65	0	0	0	0.08	0.06	0.3	0
1.2	39	65	3.0	550	0	0	0	0.07	0.09	0.3	0
2.1	8	100	0.4	680	0	0	0	0.09	0.05	1.0	0
1.5	4	70	0.2	480	0	0	0	0.04	0.01	0.6	0
1.6	3	85	0.4	470	0	0	0	0.06	0.03	0.7	0
1.8	6	95	0.4	570	0	0	0	0.06	0.03	0.9	0
0.3	11	34	0.3	27	0	0	0	0.06	0.02	0.3	0
0.3	4	75	0.3	2	0	0	0	0.04	0.01	0.5	0
0.7	48	80	1.2	46	0	0	0	0.05	0.02	0.2	0
0.7	43	32	1.4	95	0	0	0	0.07	0.03	0.6	0
1.9	25	45	1.0	360	0	22	12	0.21	0.15	2.0	8
0.5	5	16	0.2	150	0	0	0	0.02	0.02	0.2	0
1.1	38	90	0.7	300	55	0	180	0.03	0.11	0.1	0
0.7	47	130	1.2	100	110	10	370	0.05	0.24	0.1	0
0.6	35	100	0.8	55	95	12	320	0.06	0.17	0.2	0
0.8	28	75	0.6	220	40	0	130	0.06	0.10	0.3	0
0.9	60	130	1.0	140	80	10	270	0.06	0.18	0.2	0
0.6	33	48	0.9	140	0	0	0	0.05	0.04	0.3	0
0.9	35	65	0.6	170	25	0	65	0.06	0.09	0.3	0
0.7	23	36	1.1	150	0	0	0	0.05	0.04	0.4	0
0.6	42	50	0.3	100	4	0	13	0.03	0.03	0.2	0

●餅乾糕點類

食品名	廢棄率	可食用部分以100g計算						
		熱量		水分	蛋白質	脂肪	碳水化合物	
							醣類	纖維
	%	Kcal	KJ	(………………… g …………				
仙貝								
關東風	0	399	1,699	4.7	5.1	4.2	84.9	0.4
關西風	0	400	1,674	3.3	8.5	3.6	83.2	0.2
米菓								
碎霰	0	381	1,594	4.4	7.8	1.4	84.0	0.3
油炸煎餅	0	480	2,008	4.0	5.9	20.4	67.9	0.3
甘辛煎餅	0	382	1,598	4.5	7.1	1.3	85.2	0.3
塩煎餅	0	380	1,590	5.0	8.0	1.4	83.5	0.3
松風	0	382	1,598	5.3	3.9	0.8	89.6	0.1
八重橋	0	395	1,653	1.8	3.6	0.7	93.4	0.2
中華餅乾、糕點								
月餅	0	357	1,494	20.9	5.2	8.7	64.1	0.7
饅頭								
豆餡	0	280	1,172	36.6	6.1	5.9	50.4	0.3
肉餡	0	254	1,063	41.1	9.1	5.1	42.0	0.8
西洋點心								
生、半生餅乾糕點類								
蘋果派	0	317	1,326	45.0	2.0	19.7	32.7	0.1
杯餅	0	421	1,761	20.0	6.4	21.0	51.4	0.1
奶油餅	0	250	1,046	55.0	8.1	14.6	21.6	0
花蛋糕	0	340	1,423	31.0	6.8	13.2	48.3	0.1
奶油炸餅圈	0	430	1.799	20.0	539	22.7	50.5	0.1
華夫餅乾	0	257	1.075	46.0	8.1	8.9	36.0	0.1
麵包類								
豆餡麵包	0	266	1,113	35.5	6.1	2.1	55.3	0.4
奶油麵包	0	274	1,146	36.0	5.9	4.3	52.8	0.1
果醬麵包	0	280	1,172	32.0	4.3	2.1	60.5	0.4
燒烤餅乾、糕點類								
薄脆餅	0	505	2,113	2.3	4.0	23.3	69.7	0.1

可食用部分以１００g計算											
灰分	無機質				維他命						
					A						
	鈣	磷	鐵	鈉	勒吉諾	葉紅素	A效力	B_1	B_2	尼亞辛	C
……)	(…………mg………)				(…μg…)		IU	(…………mg………)			
2.6	160	270	0.5	580	0	0	0	0.09	0.02	0.5	0
2.3	20	75	0.6	780	0	0	0	0.06	0.02	0.4	0
0.4	16	48	0.4	55	0	0	0	0.07	0.02	0.4	0
1.2	30	70	0.5	270	3	0	10	0.06	0.03	0.3	0
1.2	27	55	0.4	390	0	0	0	0.06	0.03	0.3	0
1.3	26	50	0.3	370	0	0	0	0.04	0.02	0.2	0
0.3	16	60	0.7	28	38	0	130	0.01	0.08	0.4	0
0.8	34	75	0.7	240	0	0	0	0.08	0.11	0.4	0
1.1	130	100	0.3	170	23	8	80	0.03	0.13	0.1	0
0.1	10	5	0.2	0	0	0	0	0	0	0	0
0.1	2	0	0.2	5	0	0	0	0	0	0	0
0.1	2	2	0.2	10	0	0	0	0	0	0	0
0.9	28	36	7.0	6	0	200	110	0.01	0.01	0.5	0
0.4	8	47	0.3	11	0	0	0	0.12	0.04	2.5	0
0.1	5	0	0.1	7	0	0	0	0	10	0	0
1.6	70	150	2.5	25	9	9	25	0.04	0.10	0.5	0
2.3	260	220	1.2	120	34	16	120	0.08	0.34	0.3	0
1.3	27	95	1.7	110	0	0	0	0.04	0.03	0.4	0
0	2	0	0.1	2	0	0	0	0	0	0	0
0	1	0	0.1	2	0	0	0	0	0	0	0
0	2	0	0.1	2	0	0	0	0	0	0	0

●餅乾糕點類

食品名	廢棄率	可食用部分以100g計算 熱量		水分	蛋白質	脂肪	碳水化合物 醣類	纖維
	%	Kcal	KJ	(………… g …………				
鹹椒餅								
油　炸	0	498	2,084	2.5	7.1	23.6	64.0	0.2
蘇　打	0	439	1,837	2.5	8.8	11.6	74.6	0.2
辣椒餅	0	567	2,372	2.5	5.6	35.7	55.7	0.1
餅乾								
硬	0	450	1,883	2.5	6.6	12.9	76.7	0.1
軟	0	493	2,063	2.0	5.4	21.2	70.1	0.1
煎	0	492	2,059	3.0	5.2	21.8	68.6	0.1
衛生球形點心	0	492	1,640	4.5	2.5	2.3	90.4	0
蘇西亞餅	0	499	2,088	4.0	5.6	23.6	65.7	0.3
糖菓類								
牛奶糖	0	423	1,770	8.0	3.7	11.8	75.4	0
鑽石糖	0	362	1,515	9.5	0	0	99.4	0
中國彈珠糖	0	385	1,611	0.5	0	0	97.9	0
水果糖	0	254	1,063	41.1	9.1	5.1	42.0	0.8
果仁奶油糖								
杏　仁								
花　生	0	370	1,548	12.5	2.3	4.7	78.9	0.7
果汁軟糖	0	413	1,728	8.5	4.3	9.8	76.6	0.4
巧克力類								
巧克力糖								
香　甜 Sweet	0	551	2,305	1.2	4.6	32.5	59.4	0.7
牛　奶	0	553	2,314	1.2	8.5	33.3	54.4	0.3
巧克力點心	0	520	2,176	2.0	4.6	26.7	65.5	0.4
其　他								
口香糖								
板	☆	300	1,255	2.5	0	0	77.5	0.1
糖衣	☆	310	1,297	2.0	0	0	80.0	0
風船	☆	381	1,176	2.5	0	0	72.5	0

可食用部分以100g計算												
	灰分	無機質				維他命						
		鈣	磷	鐵	鈉	A 勒吉諾	A 葉紅素	A 效力	B_1	B_2	尼亞辛	C
……)		(…………mg………)				(…μg…)		IU	(…………mg………)			
	0.4	9	15	0.3	2	0	1000	560	0.02	0.02	0.3	3
	3.1	70	120	2.3	15	0	660	370	0.03	0.03	1.8	0
	0.2	9	7	0.1	2	0	370	210	0.01	0.01	0.1	0
	0.2	10	11	0.4	4	0	170	95	0.01	0.02	0.1	0
	0.5	17	28	0.4	1	0	6	0	0.02	0.03	0.3	80
	0.3	11	14	0.4	3	0	0	0	0.01	0.02	0.3	20
	0.5	26	16	0.3	2	0	12	0	0.03	0.03	0.2	2
	3.2	170	100	1.9	12	0	30	17	0.05	0.05	1.0	0
	0.5	17	18	0.2	2	0	12	0	0.06	0.03	0.3	35
	0.5	12	14	0.6	2	0	120	65	0.03	0.05	0.4	6
	18.2	47	15	2.9	6600	0	8	0	0.02	0.04	0.3	0
	22.9	24	22	1.7	8100	0	17	0	0.03	0.02	0.4	0
	13.5	27	19	7.0	4900	0	27	15	0.03	0.03	0.2	0
	0.3	17	12	0.1	1	0	60	33	0.07	0.04	0.2	35
	0.4	22	17	0.1	1	0	120	65	0.10	0.04	0.3	35
	0.3	11	13	0.1	1	0	60	33	0.07	0.03	0.2	35
	0.4	13	12	0.1	1	0	120	65	0.08	0.04	0.3	35
	0.3	8	11	0.2	1	0	75	42	0.07	0.03	0.2	35
	1.5	37	55	0.4	4	0	400	220	0.30	0.20	1.0	150
	0.2	7	6	0.2	2	0	42	23	0.01	0.02	0.1	20

●菓實類

食品名	廢棄率	熱量		水分	蛋白質	脂肪	碳水化合物	
		可食用部分以100g計算					醣類	纖維
	%	Kcal	KJ	(………		g	………	
杏仁								
生果	6	33	138	90.7	1.0	0.3	7.1	0.3
乾果	0	246	1,029	30.0	7.7	1.4	55.5	2.3
罐頭	0	108	452	72.4	0.5	0.4	26.3	0.2
果醬	0	259	1,084	0.3	0.1	65.8	0.7	0.2
草莓								
生果	2	35	146	90.1	0.9	0.2	7.5	0.8
果醬	0	264	1,105	31.5	0.5	0.1	67.0	0.6
無花果								
生果	8	43	180	87.5	0.6	0.1	10.4	0.7
果醬	0	271	1,134	22.0	3.8	0.6	66.0	4.4
榛果								
生果	40	44	184	87.4	0.9	0.1	10.9	0.2
梅								
生果	13	29	121	90.1	0.7	1.6	6.5	0.6
梅漬	18	23	96	74.3	0.7	0.4	5.3	1.1
梅干	20	39	163	64.4	0.8	0.8	9.8	1.3
鹹酸梅	0	127	531	54.3	0.7	0.5	30.1	0.9
溫州蜜柑								
生果(上等)								
早生	18	39	163	88.9	0.5	0.1	10.0	0.2
普通	25	44	184	87.5	0.8	0.1	10.9	0.3
生果(砂上)								
早生	25	39	163	89.0	0.5	0.1	10.0	0.1
普通	33	40	167	88.7	0.7	0.1	10.0	0.1
果實飲料								
天然果汁	0	40	167	88.6	0.5	0.1	10.5	0
濃縮果汁	0	182	761	48.4	2.5	0.4	47.1	0.1
果肉飲料	0	56	234	85.5	0.3	0.1	13.8	0.1

可食用部分以100g計算											
灰分	無機質				維他命						
	鈣	磷	鐵	鈉	A			B$_1$	B$_2$	尼亞辛	C
					勒吉諾	葉紅素	A效力				
……)	(……mg			……)	(…μg	…)	IU	(……mg			……)
0.3	8	8	0.4	4	0	160	90	0.05	0.02	0.2	15
0.2	5	7	0.3	4	0	0	0	0.04	0.02	0.2	15
0.5	13	17	0.3	1	0	42	23	0.03	0.03	0.2	10
0.5	15	23	0.3	1	0	48	27	0.03	0.03	0.2	9
0.3	10	12	0.4	3	0	18	10	0.01	0.01	0.1	7
0.4	15	17	0.1	1	0	18	10	0.07	0.04	0.3	60
0.4	20	20	0.1	1	0	75	42	0.10	0.03	0.4	40
0.2	26	3	0.2	13	0	7	0	0	0	0.1	4
0.4	9	14	0.2	1	0	120	65	0.03	0.02	0.3	70
0.4	8	16	0.2	1	0	80	44	0.03	0.02	0.3	20
0.4	7	16	0.1	1	0	120	65	0.02	0.02	0.3	55
2.5	21	70	0.7	4	0	320	180	0.02	0.02	0.7	3
0.9	130	14	0.4	2	0	46	26	0.09	0.04	0.5	70
0.5	75	14	0.3	2	0	0	0	0.09	0.06	0.5	30
0.4	18	17	0.1	1	0	0	0	0.06	0.03	0.3	40
0.3	6	9	0.2	0	0	380	210	0.03	0.03	0.2	6
0.4	5	14	0.2	1	0	48	27	0.02	0.02	0.3	4
0.3	3	11	0.1	2	0	0	0	0.03	0.01	0.2	3
0.4	16	18	0.1	1	0	10	0	0.06	0.03	0.2	40
0.3	13	15	0.6	3	0	13	0	0.01	0.02	0.2	28
0.2	17	4	0.2	8	0	60	33	0.03	0.01	0.3	7

●菓實類

食品名	廢棄率	可食用部分以100g計算						
		熱量		水分	蛋白質	脂肪	碳水化合物	
							醣類	纖維
	%	Kcal	KJ	(…………		g	…………	
罐頭								
果肉	0	62	259	83.8	0.5	0.1	15.2	0.1
液汁	0	61	255	84.1	0.3	0.1	15.2	0
櫻桃（生果）								
國產	10	54	226	84.4	1.0	0.2	13.2	0.3
美國產	10	69	289	80.5	1.2	0.1	17.5	0.2
罐頭	10	76	318	80.2	0.6	0.1	18.6	0.2
橘子（生果）								
橘子果肉	35	46	192	86.8	0.9	0.1	11.6	0.2
橘子纖維	35	37	155	89.5	0.9	0.1	9.0	0.1
桔皮果醬	0	262	1,096	32.3	0.2	0.1	67.0	0.2
柿子（生果）								
甘柿	15	60	251	83.1	0.4	0.2	15.5	0.4
熟柿	18	50	209	85.9	0.4	0.1	13.0	0.2
去澀柿子	15	62	259	82.4	0.5	0.1	16.2	0.4
柿干	6	265	1,109	23.9	3.0	0.2	68.9	1.5
金柑桔（生果）								
果皮	0	91	381	75.1	0.5	1.0	19.5	3.0
果肉	0	48	201	86.7	0.4	0.5	10.4	1.5
葡萄柚								
生果	38	36	151	89.6	0.8	0.1	8.9	0.2
西瓜（生果）	40	31	130	91.0	0.7	0	7.9	0.1
李子（生果）	7	46	192	88.2	0.6	1.0	9.6	0.2
梨子（生果）	18	40	167	88.6	0.3	0.1	10.1	0.6
夏柑								
生果	45	38	159	89.5	0.8	0.3	8.8	0.2
罐頭	0	86	360	77.8	0.7	0.4	20.5	0.3
桔子皮果醬	0	262	1,096	32.2	0.3	0.2	66.5	0.6

可食用部分以100g計算											
灰分	無機質				維他命						
	鈣	磷	鐵	鈉	A			B$_1$	B$_2$	尼亞辛	C
					勒吉諾	葉紅素	A效力				
……)	(…………mg………)				(…μg…)		IU	(…………mg………)			
0.3	17	6	0.2	1	0	12	0	0.14	0.03	0.2	11
0.3	16	9	0.3	1	0	18	10	0.09	0.03	0.2	6
2.0	47	60	1.6	6	0	27	15	0.25	0.09	0.8	25
0.4	7	7	0.3	1	0	12	0	0.07	0.01	0.2	7
0.4	13	17	0.1	1	0	6	0	0.06	0.03	0.2	40
0.9	4	22	0.3	1	0	27	15	0.04	0.04	0.6	10
0.3	6	13	0.2	1	0	15	0	0.05	0.01	0.1	4
1.9	65	90	2.3	12	0	12	0	0.12	0.03	0.6	0
0.3	5	10	0.2	2	0	0	0	0.02	0.01	0.1	0
0.5	27	34	1.6	11	0	0	0	0.06	0.05	0.8	0
0.3	10	10	0.6	6	0	0	0	0.02	0	0.2	0
0.4	16	16	0.1	1	0	110	60	0.08	0.04	0.2	40
0.6	7	10	0.2	1	0	160	90	0.03	0.03	0.8	30
0.8	3	36	0.4	12	0	70	39	0.10	0.02	0.5	22
0.6	4	16	0.3	2	0	450	250	0.05	0.03	0.9	40
0.4	4	14	0.2	1	0	10	0	0.01	0.02	0.5	10
0.1	2	4	0.2	3	0	0	0	0	0.01	0.2	2
0.2	3	9	0.2	4	0	10	0	0.01	0.02	0.3	2
0.4	5	11	0.1	1	0	0	0	0.02	0.02	0.3	3
0.2	4	5	0.1	1	0	0	0	0.01	0.02	0.3	0
0.3	3	8	0.1	1	0	11	0	0.01	0.01	0.1	3

●菓實類

食品名	廢棄率	可食用部分以100g計算						
		熱量		水分	蛋白質	脂肪	碳水化合物	
							醣類	纖維
	%	Kcal	KJ	(………………		g	…………	
鳳梨								
生果	50	58	243	83.6	0.4	0.1	15.2	0.4
天然果汁	0	53	222	85.1	0.4	0.1	14.0	0.1
濃縮果汁	0	197	824	43.5	2.9	0.4	51.1	0.1
罐頭	0	80	335	78.9	0.4	0.1	20.0	0.4
八塑橘柑(生果)	48	44	184	87.5	0.8	0.1	10.9	0.3
香蕉	38	87	364	75.0	1.1	0.1	22.6	0.3
葡萄								
生果	25	56	234	84.4	0.5	0.2	14.4	0.2
葡萄干	0	315	1,318	10.8	2.8	0.2	83.4	0.9
果實飲料								
天然果汁	0	53	222	85.2	0.3	0.2	14.0	0
濃縮果汁	0	212	887	43.2	1.5	2.0	52.8	0
果醬	0	289	1,209	24.8	1.9	0.1	72.3	0.6
椪柑(生果)	35	41	172	88.2	0.9	0.1	10.2	0.2
香瓜(生果)	40	31	130	90.8	0.8	0.1	7.4	0.3
墨西哥甜瓜(生果)	48	43	180	87.2	1.0	0.1	10.7	0.2
露地甜瓜(生果)	40	43	180	87.6	0.7	0.1	10.7	0.3
生果	13	37	155	89.3	0.6	0.1	9.2	0.4
果實飲料	0	55	230	85.9	0.2	0.1	13.6	0.1
罐頭								
果肉	0	82	343	78.6	0.5	0.1	20.2	0.4
幼梨								
生果	20	56	234	84.1	0.2	0.1	14.4	0.8
罐頭	0	77	322	80.1	0.2	0.1	18.5	0.9
蘋果								
生果	15	50	209	85.8	0.2	0.1	13.1	0.5

熱量與營養均衡的關係

在糖尿病的飲食療法中，對能熱量有嚴格限制，因此，應首先優先考慮能熱量的問題。

但是，雖遵守了熱量的限制，但只是食用自己喜好的東西也是不行的。不僅要遵守熱量的限制，對於營養均衡也非十分考究不可。

嚴格來說，只是喝威士忌或清酒等酒精飲料，即使完全不再吃其他食物的話，也可能已攝取到必要的熱量了，所以應遵守其限制。

例如，一級威士忌的情形，一〇〇

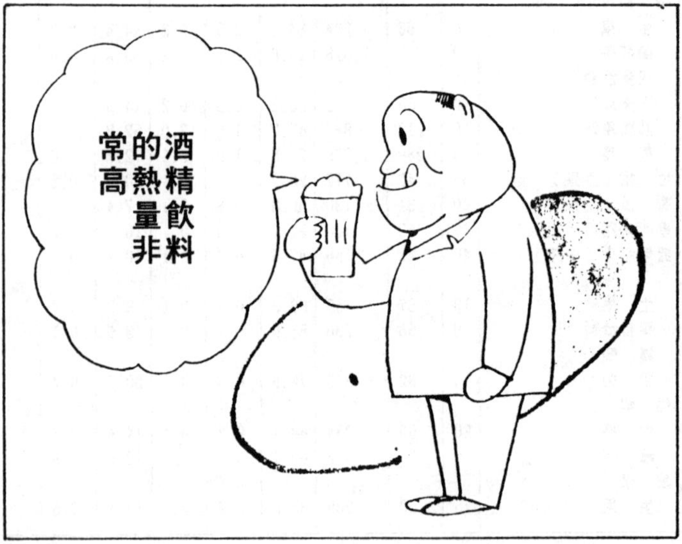

克（約一〇〇cc）就有二三一千卡的熱量。喝清酒一瓶（七六〇c.c.），已經超過必要的攝取熱量了，因此，應控制飲用量，遵守熱量的限制不可。

但是，只是喝威士忌，完全不再食用其他食物的話，糖尿病將會愈發惡化，甚至危及生命。

只是攝取這樣的熱量，在營養價值方面可說等於零，威士忌本來就是一種刺激性強烈的酒精飲料，絕不要該糖尿病人沾口。

即使不是如此一般極端的話，也不應只是吃自己喜歡的食物，應多方考慮到營養的均衡，儘量多採取不同種類、富變化性的食品。

在此也列出食品成分表中嗜好飲料類的項目以供參考，對於飲用酒精飲料者，有防止飲用超量及健康管理方面的作用。

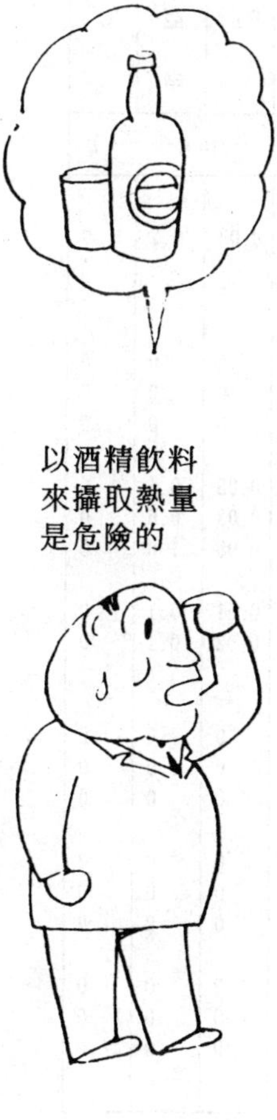

可食用部分以１００g計算											
灰分	無機質				維他命						
					A						
	鈣	磷	鐵	鈉	勒吉諾	葉紅素	A效力	B_1	B_2	尼亞辛	C
……)	(…………mg………			)	(…μg…	)	IU	(…………mg………			)
0.2	75	25	0.4	2	0	0	0	0.01	0.03	0.2	0
0	4	8	0	2	0	0	0	0	0	0	0
0	4	8	0	2	0	0	0	0	0	0	0
0	4	8	0	2	0	0	0	0	0	0	0
0.1	2	14	0	4	0	0	0	0	0.03	0.6	0
0.2	4	30	0	4	0	0	0	0	0.03	0.6	0
0.2	3	39	0	3	0	0	0	0	0.05	1.0	0
0.2	9	8	0.5	3	0	0	0	0	0.01	0.1	0
0.3	8	11	0.6	4	0	0	0	0	0.02	0.1	0
0	0	0	0	0	0	0	0	0	0	0	0
0	0	0	0	0	0	0	0	0	0	0	0
0	0	0	0	0	0	0	0	0	0	0	0
0	0	0	0	0	0	0	0	0	0	0	0
0	0	0	0	0	0	0	0	0	0	0	0
0	0	0	0	0	0	0	0	0	0	0	0
0	0	0	0	0	0	0	0	0	0	0	0
0	0	0	0	0	0	0	0	0	0	0	0
0	0	0	0	0	0	0	0	0	0	0	0

●嗜好飲料類

食品名	廢棄率	可食用部分以１００g計算						
		熱量		水分	蛋白質	脂肪	碳水化合物	
							醣類	纖維
	%	Kcal	KJ	(…………………		g …………		
甜　酒								
甜　酒	0	104	435	74.0	2.4	0.1	22.7	0.6
酒精飲料								
釀造酒								
清　酒								
特　級	0	113	473	81.1	0.5	0	5.0	0
1　級	0	110	460	81.5	0.5	0	5.0	0
2　級	0	106	444	82.4	0.4	0	5.0	0
啤　酒								
淡　酒	0	39	163	92.8	0.4	0	3.1	0
黑啤酒	0	46	192	91.2	0.5	0	4.2	0
英國風味黑苦啤酒	0	67	280	87.6	0.6	0	5.3	0
葡萄酒								
白	0	75	314	88.1	0.2	0	2.0	0
紅	0	73	305	88.4	0.2	0	1.5	0
蒸餾酒								
燒　酒								
３５度	0	201	841	71.0	0	0	0	0
２５度	0	141	590	79.6	0	0	0	0
２０度	0	113	473	83.7	0	0	0	0
威士忌								
特　級	0	250	1,046	63.9	0	0	0	0
1　級	0	231	967	66.6	0	0	0	0
2　級	0	225	941	67.5	0	0	0	0
白蘭地								
特　級	0	250	1,046	63.9	0	0	0	0
1　級	0	244	1,021	64.8	0	0	0	0
2　級	0	255	941	67.5	0	0	0	0
可可亞								

可食用部分以100g計算											
灰分	無機質				維他命						
	鈣	磷	鐵	鈉	A			B_1	B_2	尼亞辛	C
					勒吉諾	葉紅素	A效力				
……)	(…………mg………			)	(…μg	…)	IU	(…………mg………			)
7.5	140	660	14.0	16	0	30	17	0.16	0.22	2.3	0
4.2	120	170	4.2	3	0	0	0	0	0.12	3.5	0
0.1	3	4	0	2	0	0	0	0	0.01	0.3	0
0.5	8	8	0.8	5	0	0	0	0.03	0.26	2.0	0
0.2	13	17	0.4	2	0	0	0	0.05	0.02	0.3	0
0	1	0	0	4	0	0	0	0	0	0	0
5.4	440	280	20.0	3	0	1300	7200	0.35	1.40	4.0	250
0.1	2	1	0.1	2	0	0	0	0	0.03	0.1	4
5.5	740	210	38.0	4	0	1400	7800	0.25	1.40	5.4	150
7.4	420	350	17.0	6	0	2900	1600	0.60	1.35	4.0	60
5.5	490	250	24.0	4	0	1300	7200	0.35	1.80	7.0	200
5.2	470	320	17.4	3	0	900	500	0.10	0.80	10.0	0
0.1	2	3	0	2	0	0	0	0	0.01	0.2	0
0.8	180	55	0.2	100	0	900	500	0.03	0.02	0.1	600

●嗜好飲料類

食品名	廢棄率	熱量		水分	蛋白質	脂肪	碳水化合物	
		可食用部分以100g計算					醣類	纖維
	%	Kcal	KJ	(……… g ………				
可可亞飲料	0	277	1,159	4.0	18.9	21.6	42.2	4.0
咖啡								
咖啡豆								
磨豆	0	—	—	2.2	12.6	16.0	46.7	9.0
浸出液	0	—	—	99.5	0.2	0.1	0	0
酒粕								
清酒粕	0	212	887	54.3	14.9	1.5	17.9	2.9
料酒	0	288	1,205	32.0	12.0	1.2	50.3	0.7
碳酸飲料								
汽水								
玻璃珠汽水	0	37	155	90.4	0	0	9.6	0
茶								
綠茶								
煎茶								
茶	☆	—	—	4.9	24.8	4.6	35.2	10.6
浸出液	0	—	—	99.6	0.1	0	0.1	0
番茶	☆	—	—	4.4	19.7	4.4	33.5	19.5
秣茶	0	—	—	4.8	30.7	5.3	28.6	10.0
㭴茶	☆	—	—	5.0	24.2	3.5	35.6	10.7
紅茶								
紅茶								
茶	☆	—	—	6.0	20.6	2.5	32.1	10.9
浸出液	0	—	—	99.4	0.2	0	0.1	0
粉末飲料								
粉末清涼飲料	0	381	1,594	0.9	0.3	0.1	97.9	0

攝取肉類時應注意的脂肪成分

多食用牛或豬等肉類，雖可得到豐富的蛋白質，但，食肉中不僅含有蛋白質，同時也含有相當多的脂肪（油質），所以，應注意切勿攝取過量。

從前日本人主要是食用蛋白質源的魚肉，但近來，對於牛、豬、羊、雞等鳥獸之肉亦吃的很多，形成過胖以及動脈硬化的主因之一。

例如牛肉的情形，喜好吃日本牛的上等肥肉超過進口牛的紅肉者，蛋白質方面，一般比進口牛要高，而脂肪方面，一般日本人則高出許多。

所以，食用蛋白質源的牛肉時，寧可選擇價廉的進口牛肉為佳。日本牛的上等肥肉之被高度評價，將會隨著不吃牛肉，而可謂日本人飲食生活的「過去之遺物」吧！，脂肪多的日本牛，的確不適合作為每日的蛋白質來源。

特別是糖尿病人有嚴格的熱量限制，所以應避免脂肪及熱量高的日本牛，而吃進口或乳用牛之肉為佳。糖尿病人在考慮其營養分配時，首先應計算糖質和蛋白質的熱量，在所限制的熱量之範圍內，再攝取脂肪補足其剩下的熱量，這是常識。

爲能遵守此常識，選擇作爲每日蛋白質來源的食肉時，應儘可能選擇脂肪少的肉類。必要的脂肪分之攝取，也應以個別的考慮方法計算，這同時也可防止膽固醇的累積。

根據此食品成分表，儘量選脂肪及熱量少的食肉吧！馬肉比牛肉佳，這點優點可在表中明顯看出。

雞肉一般來說，是屬於脂肪少的食肉，但應注意其內臟類常含很高的脂肪。

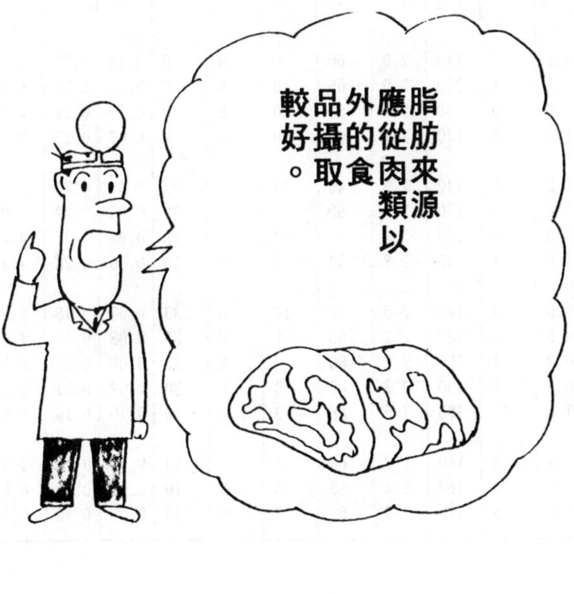

可食用部分以１００g計算											
灰分	無機質				維他命						
	鈣	磷	鐵	鈉	A 勒吉諾	A 葉紅素	A 效力	B_1	B_2	尼亞辛	C
……)	(…………mg………)				(…μg…)		IU	(…………mg………)			
1.0	15	85	1.8	47	150	0	500	0.22	0.30	3.5	2
8.0	28	180	4.7	2900	0	900	500	0.06	1.00	1.7	0
0.8	12	120	1.3	60	3	0	10	0.39	0.11	4.0	0
1.0	5	300	1.3	35	3	0	10	0.10	0.19	8.5	1
1.2	7	350	0.9	55	3	0	10	0.07	0.17	6.5	1
1.1	4	140	2.0	60	0	0	0	0.13	0.27	4.0	2
1.1	4	190	2.0	65	0	0	0	0.11	0.28	5.3	1
1.0	5	130	2.6	80	0	0	0	0.10	0.24	4.2	1
1.0	6	170	1.7	65	0	0	0	0.07	0.22	3.5	1
0.9	5	140	2.3	45	10	0	33	0.07	0.20	3.8	2
1.0	5	170	2.5	60	7	0	23	0.09	0.22	3.9	2
1.0	5	160	2.3	65	7	0	23	0.08	0.22	4.4	1
1.0	4	130	2.8	50	3	0	10	0.06	0.23	4.4	1
0.9	4	140	2.5	45	10	0	33	0.07	0.18	4.6	2
0.9	4	160	2.2	55	9	0	30	0.08	0.19	4.8	1
0.9	4	150	2.2	60	4	0	13	0.08	0.21	5.1	1
0.9	9	160	2.3	45	9	0	30	0.07	0.21	5.5	1
1.0	11	180	1.5	85	3	0	10	0.10	0.16	5.0	3
0.9	5	140	1.3	60	4	0	13	0.08	0.18	4.3	1
1.0	4	160	1.4	55	3	0	10	0.07	0.15	6.0	1
1.0	5	140	1.7	55	3	0	10	0.07	0.16	6.1	1

●獸鳥鯨肉類

食品名	廢棄率	可食用部分以100g計算					碳水化合物	
		熱量		水分	蛋白質	脂肪	醣類	纖維
	%	Kcal	KJ	(…………		g	…………	
鴨　肉	0	337	1,410	54.3	16.0	28.6	0.1	0
蚱　蜢								
煮　熟	0	267	1,117	26.4	22.5	1.0	42.1	0
野豬肉	0	149	623	74.1	16.8	8.3	0	0
兔　肉								
家兔肉	0	149	611	72.2	20.5	6.3	0	0
野兔肉	0	143	598	74.4	16.7	7.7	0	0
牛								
牛　肉								
肩頭肉（無脂肪）								
日本牛	0	200	837	66.8	19.3	12.5	0.3	0
乳用肥育雄牛	0	115	481	74.9	21.1	2.6	0.3	0
乳用雌牛	0	148	619	72.0	20.1	6.5	0.4	0
進口牛	0	127	531	74.0	20.6	4.2	0.2	0
肩頭里肌肉(無脂肪)								
日本牛	0	270	1,130	60.3	18.1	20.4	0.3	0
乳用肥育雄牛	0	173	724	69.1	20.6	9.1	0.2	0
乳用雌牛	0	193	808	66.8	20.8	11.0	0.4	0
進口牛	0	162	678	70.9	19.6	8.3	0.2	0
肋骨背里肌肉(無脂肪)								
日本牛	0	289	1,209	58.3	17.9	22.6	0.3	0
乳用肥育雄牛	0	179	749	68.4	20.9	9.5	0.3	0
乳用雌牛	0	184	770	68.2	20.1	10.4	0.4	0
進口牛	0	217	908	64.9	19.9	14.0	0.3	0
幼　牛	0	118	494	75.4	19.5	3.6	0.5	0
腰上部肉（無脂肪）								
日本牛	0	299	1,251	57.0	18.4	23.3	0.4	0
乳用肥育雄牛	0	149	623	71.3	21.2	6.1	0.4	0
乳用雌牛	0	171	715	68.9	21.3	8.4	0.4	0

可食用部分以100g計算											
灰分	無機質				維他命						
					A						
	鈣	磷	鐵	鈉	勒吉諾	葉紅素	A效力	B_1	B_2	尼亞辛	C
……)	(…………mg………)				(…μg…)		IU	(…………mg………)			
1.0	4	160	2.6	50	5	4	17	0.07	0.19	5.8	1
1.0	5	150	2.5	45	9	0	30	0.10	0.24	4.0	1
1.1	4	190	2.6	50	4	0	13	0.11	0.27	5.2	1
1.0	5	120	2.5	55	0	0	0	0.12	0.27	4.1	1
1.0	3	160	2.3	45	5	0	17	0.12	0.32	5.1	1
0.9	4	150	2.3	50	9	0	30	0.08	0.20	4.3	2
1.0	4	170	2.4	55	8	0	27	0.08	0.21	4.6	2
0.9	4	150	2.1	65	4	0	13	0.10	0.23	4.6	1
0.7	5	110	1.8	60	18	0	60	0.05	0.15	3.0	2
1.0	10	140	1.2	100	3	0	10	0.10	0.19	4.8	3
1.1	3	160	2.2	55	0	0	0	0.10	0.19	6.1	2
1.1	5	200	2.3	60	0	0	0	0.08	0.16	4.7	2
1.1	4	130	2.4	65	0	0	0	0.09	0.21	5.9	1
1.0	5	170	2.1	60	0	0	0	0.10	0.24	3.9	1
1.1	6	180	1.3	70	0	0	0	0.13	0.21	5.2	2
1.0	5	160	2.3	50	5	0	17	0.08	0.18	5.0	1
1.1	4	200	2.0	45	4	0	13	0.08	0.16	5.0	2
1.1	5	170	2.4	60	0	0	0	0.09	0.24	6.0	1
1.0	4	160	2.3	60	0	0	0	0.07	0.20	4.2	2
1.0	4	170	3.0	55	9	0	30	0.11	0.25	5.3	1
1.1	4	170	2.8	50	6	0	20	0.13	0.22	5.5	2
1.1	4	110	2.5	55	0	0	0	0.11	0.22	6.0	1
0.9	4	140	2.9	50	6	0	20	0.11	0.30	4.4	2
0.8	8	85	2.5	65	9	0	30	0.09	0.21	4.5	1

●獸鳥鯨肉類

食品名	廢棄率	可食用部分以100g計算						
		熱量		水分	蛋白質	脂肪	碳水化合物	
							醣類	纖維
	%	Kcal	KJ	(………… g …………				
進口牛	0	172	720	68.6	21.6	8.4	0.4	0
里　肌								
日本牛	0	232	971	63.3	19.5	15.7	0.5	0
乳用肥育雄牛	0	155	649	70.5	21.4	6.7	0.3	0
乳用雌牛	0	148	619	71.5	20.7	6.2	0.6	0
進口牛	0	155	649	70.9	20.7	7.0	0.4	0
腹　肚（無脂肪）								
日本牛	0	234	979	63.7	18.8	16.3	0.3	0
乳用肥育雄牛	0	167	699	69.6	20.8	8.3	0.3	0
乳用雌牛	0	170	711	70.1	91.6	9.1	0.3	0
進口牛	0	350	1,464	52.9	16.6	29.7	0.1	0
幼牛	0	119	498	75.5	19.3	3.8	0.4	0
大　腿（無脂肪）								
日本牛	0	143	598	71.0	22.3	4.9	0.7	0
乳用肥育雄牛	0	120	502	73.7	22.3	2.6	0.3	0
乳用雌牛	0	121	506	73.5	22.2	2.6	0.6	0
進口牛	0	130	544	73.4	21.0	4.3	0.3	0
幼　牛	0	101	423	76.8	20.1	1.5	0.5	0
外部大腿（無脂肪）								
日本牛	0	172	720	69.3	20.2	9.0	0.5	0
乳用肥育雄牛	0	133	556	72.5	22.0	4.1	0.3	0
乳用雌牛	0	136	569	72.0	21.8	4.4	0.7	0
進口牛	0	129	540	73.1	21.8	3.8	0.3	0
Lamp（無脂肪）								
日本牛	0	199	833	66.8	19.3	12.2	0.7	0
乳用肥育雄牛	0	144	602	72.0	20.5	5.8	0.8	0
乳用雌牛	0	138	577	71.8	21.8	4.5	0.8	0
進口牛	0	202	845	66.1	20.4	12.1	0.5	0
絞　肉	0	293	1,226	58.2	17.9	23.1	0	0

可食用部分以１００g計算											
灰分	無機質				維他命						
					A						
	鈣	磷	鐵	鈉	勒吉諾	葉紅素	A效力	B_1	B_2	尼亞辛	C
……)	(…………mg………)				(…μg…)		IU	(…………mg………)			
0.9	5	140	2.5	60	11	0	37	0.12	0.30	3.9	3
1.0	5	170	3.3	70	9	0	30	0.42	0.90	5.8	4
1.5	5	330	4.0	55	1200	40	4000	0.22	3.00	13.5	30
1.0	6	200	4.5	80	4	14	21	0.46	0.85	5.5	3
0.7	10	120	1.7	55	0	0	0	0.08	0.22	1.4	0
0.6	7	85	2.0	50	20	0	65	0.06	0.17	2.6	1
2.5	6	200	2.3	640	0	0	0	0.08	0.25	6.3	0
2.7	15	120	3.5	800	0	0	0	0.02	0.14	7.6	0
2.6	8	110	3.4	750	0	0	0	0.03	0.19	2.4	0
0.9	15	100	2.9	35	45	0	150	0.12	0.50	5.8	0
1.0	11	170	4.3	50	9	0	30	0.10	0.24	5.8	1
1.0	3	140	0.3	30	5	0	17	0.10	0.06	1.2	0
1.0	15	260	1.3	70	0	0	0	0.30	0.20	3.0	0
1.2	17	290	1.3	70	0	0	0	0.26	0.26	5.0	0
1.6	6	310	3.0	65	0	0	0	0.10	0.13	5.0	0
1.0	3	160	1.7	45	5	0	17	0.13	0.12	9.0	1
7.5	7	140	7.3	2200	6	0	20	0.09	0.15	6.7	1
3.5	11	85	4.8	1100	0	0	0	0.01	0.18	2.7	0
0.8	3	110	3.3	33	120	0	400	0.06	0.15	8.0	1
0.9	7	70	1.6	150	150	0	500	0.40	0.21	2.4	1

●獸鳥鯨肉類

食品名	廢棄率	熱量		水分	蛋白質	脂肪	碳水化合物	
							醣類	纖維
	%	Kcal	KJ	(……		g	……	
內臟類								
舌	18	269	1,125	62.1	15.2	21.7	0.1	0
心	0	142	594	74.8	16.5	7.6	0.1	0
肝	0	132	552	71.5	19.6	3.7	3.7	0
腎	0	131	548	75.7	16.7	6.4	0.2	0
胃	0	262	1,096	64.5	12.6	22.1	0.1	0
尾	50	492	2,059	40.7	11.6	47.1	0	0
加工品								
烤牛肉	0	193	808	64.5	21.7	10.4	0.9	0
鹹牛肉罐頭	0	271	1,134	56.4	20.3	18.9	1.7	0
加味罐頭	0	166	695	63.3	19.2	5.0	9.9	0
鵪鶉								
鵪鶉肉	0	155	649	72.1	18.9	8.0	0.1	0
馬								
馬肉	0	110	460	76.1	20.1	2.5	0.3	0
青蛙								
青蛙肉	0	87	364	78.8	19.9	0.3	0	0
野鴨								
小野鴨肉	0	134	561	72.7	21.9	4.4	0	0
野鴨肉	0	125	523	72.4	23.7	2.7	0	0
野雉								
野雉肉	0	132	552	70.4	25.3	2.7	0	0
鯨魚的紅肉								
冷凍	0	127	531	72.7	23.0	3.0	0.3	0
塩藏	0	167	699	60.9	25.1	6.4	0.1	0
加味罐頭	0	191	799	58.4	24.1	6.4	7.6	0
尾肉	0	253	1,059	64.5	13.8	20.6	0.3	0
鯨魚的加工								
稜紋肉	0	378	1,582	45.6	23.8	29.4	0.3	0

可食用部分以100g計算

可食用部分以１００g計算											
灰分	無機質				維他命						
					A						
	鈣	磷	鐵	鈉	勒吉諾	葉紅素	A效力	B_1	B_2	尼亞辛	C
……)	(…………mg………			)	(…μg…	…)	IU	(…………mg………			)
7.2	11	110	3.0	2300	45	0	150	0.11	0.30	3.9	1
3.7	10	70	1.7	1300	70	0	230	0.12	0.12	1.2	1
0.5	11	10	2.5	170	240	0	800	0.11	0.04	0.1	0
0.9	8	140	1.1	37	0	0	0	0.07	0.24	7.0	2
3.7	1100	660	8.0	80	15	0	50	0.28	0.80	2.8	0
2.9	870	500	6.0	95	27	0	90	0.75	0.65	3.0	1
0.6	16	100	1.2	44	60	0	200	0.04	0.11	3.3	1
0.7	26	95	0.8	80	60	0	200	0.05	0.11	3.6	1
0.8	7	140	0.7	34	60	0	200	0.06	0.11	70	1
0.9	5	180	0.7	30	40	0	130	0.10	0.10	9.6	2
0.8	10	140	2.1	50	35	0	120	0.09	0.28	3.6	1
0.9	6	140	1.2	45	40	0	130	0.11	0.22	3.8	3
1.1	8	200	0.6	40	9	0	30	0.09	0.12	11.0	0
1.2	4	190	0.5	30	5	0	17	0.10	0.10	12.0	2
0.8	11	90	1.2	60	40	0	130	0.10	0.21	0.4	0
1.0	5	170	5.1	85	700	0	2300	0.22	1.10	6.0	5
1.7	5	300	9.0	85	1400	30	4700	0.38	1.80	4.5	20
0.9	7	140	2.5	55	4	0	13	0.06	0.26	3.9	5
0.8	30	110	1.7	85	60	0	200	0.08	0.27	2.9	5
0.2	2	2	0.5	30	0	0	0	0.02	0.09	1.2	0

●獸鳥鯨肉類

食品名	廢棄率	可食用部分以１００g計算						
		熱量		水分	蛋白質	脂肪	碳水化合物	
							醣類	纖維
	%	Kcal	KJ	(…………………		g	…………	
臁　肉	0	161	674	59.6	29.0	4.0	0.2	0
培　根	0	249	1,042	56.3	24.3	15.5	0.2	0
鯨魚的魚翅與鰭	0	289	1,209	53.0	28.5	17.8	0.2	0
火　雞								
火雞肉	0	144	602	72.9	19.6	6.5	0.1	0
麻　雀								
帶骨麻雀肉	0	132	552	72.2	18.1	5.9	0.1	0
甲　魚（鱉）								
鱉　肉	0	67	280	81.4	14.6	0.2	0.9	0
雞（雞翅）								
成　雞	32	254	1,063	62.1	18.7	18.6	0	0
小　雞	26	221	925	66.3	17.2	15.8	0	0
胸（帶皮）								
成　雞	0	239	1,000	62.9	19.7	16.5	0.1	0
小　雞	0	203	849	66.0	20.6	12.3	0.2	0
雞　腿（帶皮）								
成　雞	23	182	761	69.0	19.5	10.6	0.1	0
小　雞	21	211	883	67.1	17.3	14.6	0.1	0
雞胸脯的嫩肉								
成　雞	0	109	456	74.0	24.0	0.7	0.2	0
小　雞	0	105	439	74.5	23.7	0.5	0.1	0
絞　肉	0	227	950	65.4	17.6	16.2	0	0
肉臟類								
心	0	207	866	69.0	14.5	15.5	0	0
肝	0	111	464	75.7	18.9	3.1	0.6	0
筋　胃	0	94	393	79.0	18.3	1.8	0	0
腸	0	239	1,000	65.8	14.4	18.9	0.1	0
其　他								
雞　湯	0	7	29	98.5	1.1	0.2	0	0

可食用部分以１００g計算											
灰分	無機質				維他命						
	鈣	磷	鐵	鈉	A 勒吉諾	A 葉紅素	A效力	B_1	B_2	尼亞辛	C
……)	(…………mg………)				(…μg…)		IU	(…………mg………)			
2.5	12	75	2.9	800	60	0	200	0.01	0.18	3.1	0
1.2	14	270	6.0	45	3	0	10	0.30	0.20	5.0	0
4.0	25	170	6.7	1300	—	500	280	0.17	1.22	3.8	0
1.0	6	180	1.4	55	3	0	10	0.85	0.31	5.7	2
1.1	6	190	1.8	70	0	0	0	0.75	0.33	5.6	2
0.9	7	140	1.3	45	5	0	17	0.85	0.26	5.2	2
1.0	7	170	1.3	65	4	0	13	0.65	0.31	5.1	2
1.1	5	160	0.9	43	5	0	17	1.03	0.19	6.8	2
1.0	6	140	0.9	60	4	0	13	0.78	0.21	5.7	1
0.8	4	110	1.0	41	9	0	30	0.71	0.19	5.2	1
0.8	6	90	0.9	55	11	0	37	0.52	0.19	4.5	1
1.2	5	200	1.2	32	0	0	0	1.20	0.26	8.0	1
1.1	6	130	1.3	70	0	0	0	0.80	0.25	6.2	1
1.1	6	200	1.2	55	0	0	0	1.08	0.28	6.5	2
1.1	5	140	1.3	60	0	0	0	0.85	0.23	6.0	1
1.1	6	180	1.4	40	0	0	0	1.34	0.32	6.4	2
1.1	6	140	1.6	55	0	0	0	0.84	0.31	4.9	1
0.9	7	70	1.3	60	9	0	30	0.65	0.25	5.4	1
1.0	8	160	2.3	80	7	0	23	0.37	0.43	4.5	3
1.0	5	170	3.5	80	9	0	30	0.38	0.95	6.0	4

●獸鳥鯨肉類

食品名	廢棄率	可食用部分以100g計算						
		熱量		水分	蛋白質	脂肪	碳水化合物	
							醣類	纖維
	%	Kcal	KJ	(……		g	……	)
燒烤罐頭	0	198	828	61.3	18.3	9.3	8.6	0
鴿子								
鴿肉	0	111	464	74.3	23.0	1.5	0	0
蜜蜂								
蜂子醬罐頭	0	257	1,075	38.9	15.7	5.7	35.7	0
豬肉・肩頭(無脂肪)								
大型種	0	156	653	71.6	19.3	7.8	0.3	0
小型種	0	136	569	73.3	20.0	5.3	0.3	0
肩頭里肌肉(無脂肪)								
大型種	0	233	975	64.4	17.9	16.6	0.2	0
小型種	0	186	778	68.6	18.9	11.2	0.3	0
里脊肉(無脂肪)								
大型種	0	210	879	65.4	19.7	13.2	0.6	0
小型種	0	177	741	68.8	20.3	9.5	0.4	0
腹肚(無脂肪)								
大型種	0	354	1,481	53.1	15.0	30.8	0.3	0
小型種	0	373	1,561	51.5	14.5	33.0	0.2	0
大腿(無脂肪)								
大型種	0	126	527	73.3	21.5	3.5	0.5	0
小型種	0	126	527	73.4	21.5	3.6	0.4	0
外部大腿(無脂肪)								
大型種	0	137	573	72.7	20.5	5.2	0.5	0
小型種	0	138	577	72.5	20.9	5.1	0.4	0
里肌								
大型種	0	134	561	72.6	21.5	4.5	0.3	0
小型種	0	121	506	74.3	20.9	3.4	0.3	0
絞肉	0	264	1,105	61.0	18.2	19.9	0	0
肉臟類　舌	14	221	925	66.7	15.9	16.3	0.1	0
心	0	135	565	75.7	16.2	7.0	0.1	0

可食用部分以100g計算											
灰分	無機質				維他命						
					A						
	鈣	磷	鐵	鈉	勒吉諾	葉紅素	A效力	B_1	B_2	尼亞辛	C
……)	(…………mg………)				(…μg…)		IU	(…………mg………)			
1.7	5	340	13.0	55	1300	0	4300	0.34	3.60	14.0	20
1.1	7	220	3.7	160	75	0	250	0.33	1.75	6.0	15
0.6	12	95	5.0	75	10	0	33	0.04	0.32	1.9	1
2.8	5	180	0.9	860	6	0	20	0.47	0.14	3.0	35
3.6	5	250	0.9	1100	0	0	0	0.60	0.12	6.6	50
4.0	7	260	1.2	1300	0	0	0	0.55	0.18	3.8	50
4.0	8	240	1.8	1300	0	0	0	0.10	0.18	1.8	50
2.8	12	170	1.2	890	0	0	0	0.26	0.13	3.6	10
2.7	11	180	1.4	1100	5	0	17	0.21	0.13	2.1	10
2.9	7	160	1.2	940	5	0	17	0.20	0.13	2.4	10
5.3	15	260	3.6	1600	5	0	17	0.19	0.31	4.7	10
3.3	9	220	2.4	990	10	0	33	0.24	0.18	17.4	20
2.8	9	210	7.4	640	2800	0	9300	0.23	1.42	6.5	5
2.5	14	120	1.1	750	3	0	10	0.12	0.10	1.8	35
2.7	16	240	6.5	790	2700	0	9000	0.18	1.45	6.8	3
0.4	12	32	1.4	1100	6	0	20	0.05	0.12	0.7	0
4.1	6	280	1.2	1300	0	0	0	0.85	0.20	13.5	20
1.5	170	11	1.1	240	0	0	0	0	0	0	0
0.8	5	130	2.2	50	10	0	33	0.06	0.26	3.3	1
0.9	4	120	2.2	70	8	0	27	0.13	0.26	4.2	1
0.8	5	120	2.3	55	12	0	40	0.06	0.22	3.8	1
0.9	8	100	1.5	80	10	0	33	0.13	0.22	4.3	1

●獸鳥鯨肉類

食品名	廢棄率	可食用部分以100g計算						
		熱量		水分	蛋白質	脂肪	碳水化合物	
							醣類	纖維
	%	Kcal	KJ	(…………		g	…………	
肝	0	128	536	72.0	20.4	3.4	2.5	0
腎	0	114	477	79.0	14.1	5.8	0	0
腸	0	300	1,255	61.7	10.5	27.2	0	0
培根・火腿・香腸類								
培　根	0	423	1,770	45.0	12.9	39.1	0.2	0
火　腿								
里肌肉	0	204	854	65.0	16.4	13.8	1.2	0
壓硬的火腿	0	123	515	72.2	15.4	4.5	3.9	0
混合硬火腿	0	111	464	74.5	14.4	4.1	3.0	0
香　腸								
Vienna	0	304	1,272	55.5	13.1	24.8	3.8	0
Frank Food	0	295	1,234	55.4	12.7	23.0	6.2	0
Polonia	0	253	1,059	61.7	12.5	20.0	2.9	0
dry（乾燥）	0	501	2,096	25.9	25.2	40.7	2.9	0
Semidry（半乾）	0	293	1,226	55.0	15.2	22.7	3.8	0
Liver（肝）	0	385	1,611	47.1	14.7	33.5	1.9	0
混合	0	282	1,180	58.3	11.8	22.7	4.7	0
Liver Paste 肝醬	0	297	1,243	56.3	13.4	24.0	3.6	0
其　他								
豬　腳	55	239	1,000	60.3	22.5	16.8	0	0
烤乳豬	0	179	749	63.2	19.4	8.2	5.1	0
動物膠	0	338	1,414	12.5	85.5	0.5	0	0
綿羊肉・肩頭肉								
羊　肉	0	241	1,088	64.2	16.9	18.0	0.1	0
甜　酒	0	233	974	64.8	17.1	17.1	0.1	0
綿羊肉・里肌肉								
羊　肉	0	236	987	64.2	17.9	17.0	0.1	0
甜　酒	0	227	950	65.0	18.0	16.0	0.1	0

蔬菜類的攝取量也是個問題

蔬菜類是維他命和無機質的供給來源，乃不可或缺的食品，但，在各種蔬菜到底含有多少維他命和礦物質成爲問題的同時，過多的攝取蔬菜也是一個問題，這在實際的飲食生活中，亦是很大的重點。

具體來說，例如韮菜和紅蘿蔔是含有豐富的維他命A和C的優良食品，但是，也是令人有激烈好惡的食品，所以，完全不吃的人很多。對於完全不吃的人而言，韮菜和胡蘿蔔是毫無意義毫無價值的食品。

請參考食品表，可看出韮菜和紅蘿蔔等所含的維他命A（葉紅素、A効力）的數值。像這種維他命A含有量這麼多的蔬菜，畢竟不多見。

但是，對於毫不吃的人，是毫無價値的。進行飲食療法者，絕不可如此的激烈好惡，並可在此一目瞭然了。

此外，訂定菜單的人，應儘可能選擇維他命和礦物質多的蔬菜，爲能讓對此偏食的人也能食用，應注意調理的方法。即使是有優異營養的蔬菜，若毫不食用的話，也是毫無價値的。

即使是含有量少的蔬菜，若能多方的食用，結果也能攝取到有効成分的攝取量，所以，關於蔬菜，應持之有恒，食用一定量以上的分量。

這點可用荷蘭芹（巴西利）和菠菜來作比較。荷蘭芹多用來作揷飾點綴綠之用的蔬菜，很少裝滿整個碟子吃。而菠菜是涼拌、炒奶油兩相皆宜的蔬菜，故較常被食用。

但，將兩者所含的維他命A和C的量來比較的話，荷蘭芹要比菠菜所含的維他A和C多含三倍以上。但是，一般來說，吃菠菜比荷蘭芹的機會要多數倍以上，所以，我們從菠菜所得的維他命A和C，反而比荷蘭芹要多了。

如此一般，因飲食習慣的不同，我們會有比較常吃的蔬菜和比較不常吃的蔬菜，所以，在這方面，我們應充分的考量與活用。因情況之不同，爲能更加活用優異的含有量，有必要努力進行改變自己本身的飲食習慣。

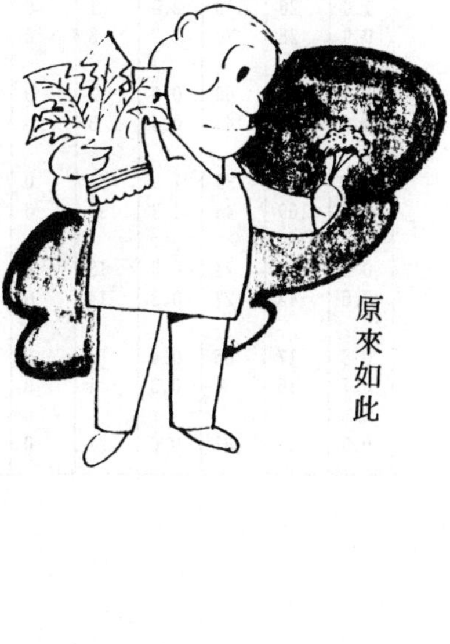

原來如此

可食用部分以100g計算											
灰分	無機質				維他命						
	鈣	磷	鐵	鈉	A			B₁	B₂	尼亞辛	C
					勒吉諾	葉紅素	A效力				
……)	(…………mg………			)	(…μg…)		IU	(…………mg………			)
1.0	120	44	0.8	1	0	2300	1300	0.09	0.20	0.6	50
0.9	120	47	0.8	1	0	2000	1100	0.08	0.18	0.6	38
0.7	21	50	0.6	1	0	240	190	0.13	0.16	1.2	12
0.6	21	45	0.6	1	0	350	190	0.11	0.13	1.0	8
0.7	60	50	1.0	1	0	480	270	0.11	0.13	0.6	9
0.6	55	45	1.0	2	0	500	280	0.09	0.10	0.5	6
0.6	65	65	0.9	1	0	630	350	0.15	0.13	0.9	55
0.5	55	60	0.8	1	0	620	340	0.12	0.10	0.6	34
1.0	26	110	2.0	1	0	340	190	0.26	0.14	2.0	24
0.9	28	70	1.9	3	0	360	200	0.25	0.12	1.9	18
1.0	95	60	0.6	3	0	340	190	0.13	0.10	0.8	16
0.9	90	49	0.4	3	0	310	170	0.12	0.10	0.8	11
1.3	230	39	1.9	55	0	1800	1000	0.07	0.15	0.8	75
0.8	160	40	1.3	36	0	1900	1100	0.02	0.04	0.2	22
0.6	37	24	0.3	13	0	0	0	0.03	0.03	0.6	17
0.6	42	27	0.3	14	0	0	0	0.03	0.03	0.6	13
0.8	17	35	0.4	1	0	620	340	0.07	0.06	0.6	15
0.7	16	34	0.3	1	0	520	290	0.07	0.06	0.5	12
0.9	24	37	0.6	1	0	850	470	0.10	0.08	0.7	39

●蔬菜類

食品名	廢棄率	熱量		水分	蛋白質	脂肪	碳水化合物 醣類	碳水化合物 纖維
	%	Kcal	KJ	(…………		g	…………	
朝菜								
生菜	10	28	117	90.5	2.5	0.1	4.7	1.2
煮熟	0	27	113	90.7	2.9	0.1	3.9	1.5
奶油蘆筍								
生菜	30	20	84	93.1	1.9	0.1	3.3	0.9
煮熟	0	21	88	93.2	1.7	0.1	3.5	0.9
豆芽菜								
生菜	5	20	84	93.1	2.4	0.1	2.8	0.9
煮熟	0	21	88	92.9	2.3	0.1	2.9	1.2
夾豌豆								
生菜	10	31	130	89.9	3.2	0.1	5.5	0.8
煮熟	0	30	126	90.3	2.9	0.1	5.4	0.8
青豌豆								
生菜	0	93	389	76.5	7.4	0.4	12.0	2.7
煮熟	0	96	402	75.7	7.3	0.2	13.0	2.9
秋葵								
生菜	15	33	138	89.3	2.3	0.1	6.3	1.0
煮熟	15	31	130	89.8	2.1	0.1	6.1	1.0
蕪菁葉								
生菜	30	19	79	92.9	2.1	0.1	2.7	0.9
煮熟	15	18	75	93.4	2.4	0.1	2.2	1.1
蕪菁根								
生菜	10	18	75	94.7	0.9	0.1	3.2	0.5
煮熟	0	21	88	93.9	1.0	0.1	3.8	0.6
日本南瓜								
生瓜	10	36	151	88.9	1.3	0.1	7.9	1.0
煮熟	0	36	151	88.9	1.2	8.1	1.0	0.7
西洋南瓜								
生瓜	15	73	305	78.5	1.7	0.2	17.5	1.2

(表頭：可食用部分以100g計算)

可食用部分以１００g計算											
灰分	無機質				維他命						
	鈣	磷	鐵	鈉	A			B$_1$	B$_2$	尼亞辛	C
					勒吉諾	葉紅素	A效力				
……)	(…………mg………)				(…μg…)		IU	(…………mg………)			
0.8	25	36	0.4	1	0	870	480	0.10	0.08	0.7	26
1.3	110	55	1.7	46	0	2300	1300	0.09	0.21	0.9	70
0.8	24	60	0.7	12	0	7	0	0.10	0.10	0.6	65
0.5	21	34	0.6	7	0	7	0	0.05	0.05	0.2	42
0.6	43	27	0.4	6	0	18	10	0.05	0.05	0.2	44
0.4	40	26	0.4	4	0	20	11	0.03	0.03	0.1	24
0.6	24	37	0.4	2	0	150	85	0.04	0.04	0.2	13
0.9	49	60	0.8	6	0	0	0	0.04	0.07	0.6	4
0.9	50	65	0.8	7	0	0	0	0.04	0.04	0.6	24
1.6	290	55	3.0	32	0	3300	1800	0.09	0.22	1.0	75
1.0	210	65	2.9	20	0	5100	2800	0.05	0.08	0.4	25
1.4	22	42	0.8	1	0	0	0	0.09	0.07	0.7	5
1.1	17	32	0.6	1	0	0	0	0.06	0.06	0.4	3
1.6	220	65	1.6	1	0	8700	4800	0.12	0.32	1.0	55
1.4	140	120	1.7	2	0	2800	1600	0.13	0.23	2.5	29
1.6	90	47	1.9	50	0	3400	1900	0.09	0.21	0.8	21
1.0	110	49	1.4	26	0	4600	2600	0.05	0.08	0.3	5
0	5	6	0	3	0	60	33	0	0.02	0	0

●蔬菜類

食品名	廢棄率	可食用部分以100g計算						
		熱量		水分	蛋白質	脂肪	碳水化合物	
							醣類	纖維
	%	Kcal	KJ	(…………		g	………)	
水煮	0	71	297	79.2	1.6	0.2	17.2	1.2
芥菜(生)	10	19	79	92.5	0.1	2.0	1.2	1.3
花椰菜								
花蕾								
生菜	50	27	113	90.6	3.3	0.1	4.4	0.8
煮熟	10	24	100	92.2	2.5	0.1	3.9	0.8
小白菜								
生菜	15	24	100	92.4	1.4	0.1	4.9	0.6
煮熟	0	24	100	92.7	1.2	0.1	4.9	0.7
小黃瓜	2	11	46	96.2	1.0	0.2	1.6	0.4
牛蒡								
生菜	20	76	318	78.6	2.8	0.1	16.2	1.4
水煮	0	83	347	76.7	2.9	0.1	17.8	1.6
變種油菜								
生菜	10	21	88	91.9	2.6	0.2	2.9	0.8
煮熟	5	24	100	91.6	2.9	0.1	3.2	1.2
芋頭								
生	20	60	251	83.0	2.6	0.2	12.3	0.5
水煮	0	58	243	83.8	2.5	0.1	12.0	0.5
紫蘇								
葉	0	35	146	87.5	3.8	0.1	5.5	1.5
果實	0	62	259	79.9	4.8	0.1	7.7	6.1
春菊								
生菜	5	21	88	91.9	2.8	0.1	2.7	0.9
煮熟	0	24	100	91.4	3.6	0.1	2.7	1.2
菡菜								
水煮罐頭	0	6	25	98.2	0.5	0	1.2	0.1
水芹								

可食用部分以１００g計算											
灰分	無機質				維他命						
	鈣	磷	鐵	鈉	A			B₁	B₂	尼亞辛	C
					勒吉諾	葉紅素	A效力				
……）	（…………mg………）				（…μg…）		IU	（…………mg………）			
1.1	33	50	1.6	18	0	1300	720	0.04	0.13	1.2	19
0.7	41	43	1.4	9	0	1700	940	0.02	0.06	0.6	6
0.9	34	34	0.2	24	0	290	160	0.03	0.03	0.3	6
0.6	9	32	0.5	2	0	400	220	0.02	0.08	1.2	10
0.5	9	29	0.4	2	0	400	220	0.01	0.07	0.9	6
4.6	140	190	7.4	24	0	130	70	0.10	0.40	7.7	0
0.2	20	16	0.4	2	0	15	0	0	0.01	0	0
1.5	25	250	2.7	1	0	50	28	0.35	0.23	1.7	15
1.3	23	240	2.2	4	0	40	22	0.23	0.19	1.3	7
1.4	210	42	2.5	39	0	2600	1400	0.07	0.13	0.4	70
0.7	150	42	1.5	19	0	3400	1900	0.01	0.04	0.1	16
1.7	90	170	1.7	1	0	110	60	0.32	0.16	1.3	30
1.6	70	140	1.7	1	0	100	55	0.27	0.14	1.0	27
1.3	110	44	2.2	55	0	1000	560	0.07	0.13	0.5	65
1.0	18	50	0.3	0	0	8	0	0.04	0.12	0.5	11
0.8	21	49	0.3	1	0	9	0	0.02	0.10	0.4	7
0.4	15	30	0.4	2	0	0	0	0.04	0.01	0.1	7
0.3	15	26	0.3	2	0	0	0	0.03	0.01	0.1	5
0.4	16	30	0.5	2	0	0	0	0.03	0.01	0.1	4
0.9	50	44	2.2	5	0	1400	780	0.05	0.12	0.3	13
0.7	3	80	0.6	0	0	44	24	0.16	0.14	2.4	10

●蔬菜類

食品名	廢棄率	可食用部分以１００g計算 熱量		水分	蛋白質	脂肪	碳水化合物 醣類	纖維
	%	Kcal	KJ	(………………… g …………				
生菜	20	17	71	93.6	1.9	0.1	2.5	0.8
煮熟	0	20	84	93.1	2.3	0.1	2.7	1.1
芹菜	40	13	54	95.3	0.9	0.1	2.3	0.5
紫萁								
生菜	30	24	100	92.2	1.7	0.1	4.1	1.3
煮熟	0	23	96	92.7	1.7	0.1	3.7	1.3
紫萁干								
乾	0	286	1,197	11.5	14.1	0.6	60.0	9.2
煮熟	0	30	126	91.1	1.7	0.1	5.6	1.3
蠶豆								
生	25	124	319	68.1	12.5	0.2	16.9	0.8
煮熟	25	117	490	69.9	11.0	0.2	16.8	0.8
蘿蔔葉								
生菜	30	20	84	92.4	2.0	0.1	3.0	1.1
煮熟	20	19	79	93.4	2.2	0.1	2.1	1.5
枝豆								
生	45	144	602	69.8	11.5	6.6	8.5	1.9
煮熟	55	139	582	71.1	11.4	6.6	7.4	1.9
高芥菜（葉）	5	22	92	91.9	2.5	0.2	3.2	0.9
竹筍								
生筍	30	34	142	88.6	3.6	0.1	6.0	0.7
煮熟	0	36	151	88.2	3.4	0.1	6.7	0.8
洋蔥								
生菜	5	35	146	90.4	1.0	0.1	7.6	0.5
水滾	0	27	113	92.5	0.9	0.1	5.8	0.4
水煮	0	33	138	90.7	1.1	0.1	7.1	0.6
莎拉菜	10	12	50	95.4	1.5	0.2	1.6	0.4
甜玉米								
生	50	101	423	74.7	3.3	1.4	18.7	1.2

可食用部分以１００g計算											
灰分	無機質				維他命						
	鈣	磷	鐵	鈉	A 勒吉諾	A 葉紅素	A 效力	B$_1$	B$_2$	尼亞辛	C
……)	(…………mg………)				(…μg…)		IU	(…………mg………)			
0.7	3	65	0.6	0	0	44	24	0.16	0.14	2.3	6
0.5	9	18	0.3	2	0	390	220	0.05	0.03	0.5	20
0.6	16	27	0.4	1	0	41	23	0.04	0.04	0.5	5
0.5	14	25	0.3	1	0	40	22	0.03	0.04	0.5	2
1.1	39	36	0.8	26	0	7300	4100	0.07	0.05	0.9	6
1.1	42	36	0.6	27	0	8300	4600	0.06	0.06	0.9	5
1.6	15	200	1.0	6	0	0	0	0.21	0.11	0.9	19
0.7	80	38	1.0	1	0	860	480	0.06	0.10	0.4	33
0.6	35	36	0.4	5	0	13	0	0.04	0.04	0.4	22
1.0	18	60	0.6	28	0	0	0	0.09	0.02	0.2	55
0.8	17	55	0.5	19	0	0	0	0.07	0.01	0.2	37
2.0	190	55	9.3	14	0	7500	4200	0.20	0.24	1.4	200
1.7	55	60	3.7	21	0	3100	1700	0.13	0.23	0.6	65
1.2	60	60	2.0	18	0	3600	2000	0.07	0.13	0.3	45
0.6	24	49	0.3	8	0	790	440	0.03	0.09	0.4	10
0.4	29	38	0.3	5	0	620	340	0.02	0.05	0.3	5
0.7	33	16	0.6	1	0	42	23	0.07	0.06	0.5	5
0.7	33	75	0.7	4	0	0	0	0.13	0.10	0.6	8
0.3	33	60	0.6	2	0	0	0	0.06	0.05	0.2	2

●蔬菜類

食品名	廢棄率	熱量		水分	蛋白質	脂肪	碳水化合物	
		可食用部分以100g計算						
							醣類	纖維
	%	Kcal	KJ	(…………g…………				
煮熟	30	97	406	74.7	3.3	0.4	19.7	1.2
蕃茄								
果實	5	16	67	95.0	0.7	0.1	3.3	0.4
茄子								
生	10	18	75	94.1	1.1	0.1	3.4	0.7
水煮	0	18	75	94.3	1.1	0.1	3.3	0.7
胡蘿蔔								
生	5	32	134	90.4	1.2	0.2	6.1	1.0
水煮	0	36	151	89.4	1.3	0.2	6.9	1.1
大蒜	20	138	577	60.3	8.4	0.1	28.7	0.9
葱	5	25	105	92.0	1.7	0.2	4.6	0.8
白菜	10	12	50	95.9	1.1	0.1	1.9	0.4
蓮根								
生	20	66	276	81.2	2.1	0	15.1	0.6
水煮	0	68	285	81.0	1.8	0	15.8	0.6
荷蘭芹（巴西利）	10	37	155	86.9	3.0	0.2	6.4	1.5
菠菜								
生菜	5	25	105	90.4	3.3	0.2	3.6	0.8
煮熟	3	28	117	90.0	3.8	0.1	3.9	1.0
鴨兒芹								
生菜	3	19	79	93.9	1.0	0.1	3.5	0.9
煮熟	0	19	79	94.1	1.1	0.1	3.2	1.1
冥加菜	2	17	71	94.2	1.2	0.1	2.1	1.7
大豆牙菜								
生菜	5	54	213	88.3	5.4	2.2	2.6	0.8
煮熟	0	48	192	90.2	4.0	2.2	2.5	0.8

一天的菜單實例

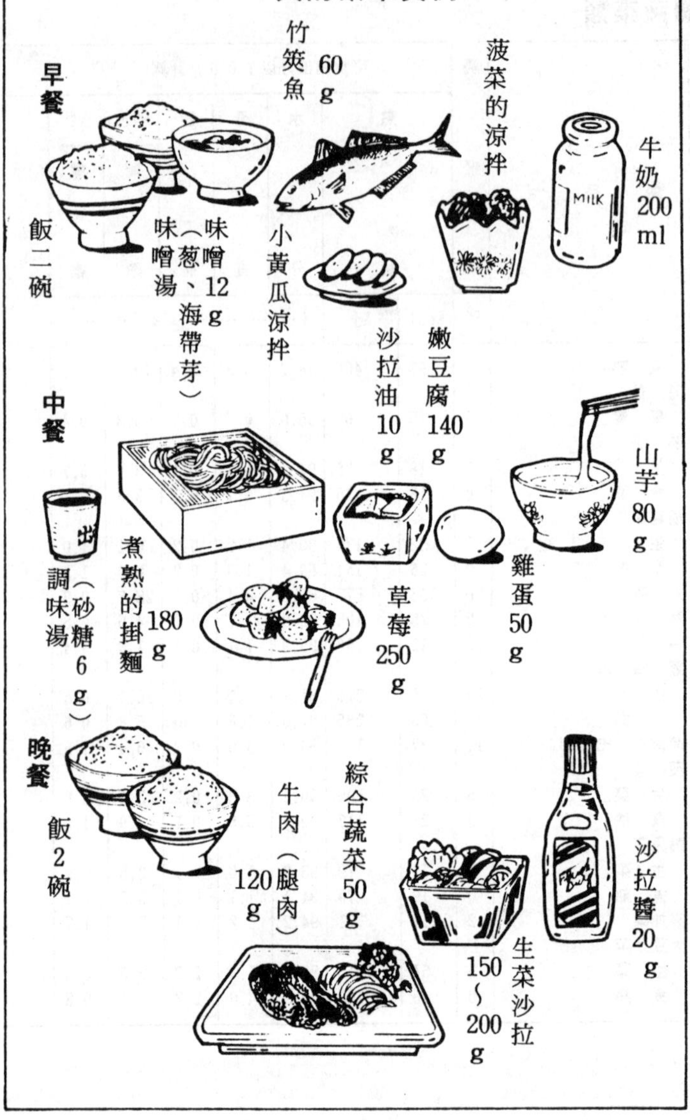
早餐
飯二碗
味噌12g（蔥、海帶芽）味噌湯
竹筴魚60g
小黃瓜涼拌
菠菜的涼拌
MILK
牛奶200ml
中餐
嫩豆腐140g
沙拉油10g
山芋80g
調味湯（砂糖6g）
煮熟的掛麵180g
草莓250g
雞蛋50g
晚餐
飯2碗
牛肉（腿肉）120g
綜合蔬菜50g
沙拉醬20g
生菜沙拉150～200g

第四章　糖尿病人的日常生活

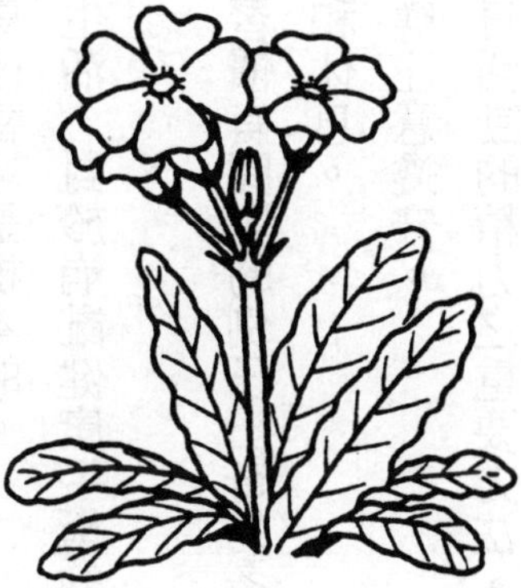

1 規律正常的生活作息

充足的睡眠與休息

不僅是糖尿病，若要治癒高血壓、腎臟障礙等慢性病，單只是針對表面出現的症狀治療是不夠的，而是應全面將日常生活朝向健康改善才是根本的。

生病會擾亂了健康的平衡，所以，在自己的日常生活，對於崩亂健康平衡的原因不可不知。

針對慢性病患者調查的結果，發現飲食和休息的習慣有問題的例子出奇的多。維持與掌理我們日常生活的大支柱，可以說是飲食和休息。

關於飲食，已在飲食療法的章節中已敍述過了，應注意遵守。

另一方面，睡眠是消除我們一天的疲累和蓄貯明日活動的精力之重要方法，但，由於現代社會生活的忙碌，使得充足的睡眠也變成容易被忽略的部分。根據一般睡眠的時間之統計來看，三〇歲的人八小時，四〇歲的人七小時半，六〇歲到七〇歲的人約八小時。

四〇歲是公司與家庭責任增加的年紀，睡眠時間有減少的傾向，但一天應有八小時睡眠是最好的，若太少的人，應改善就寢時的環境，或與醫生商量，服用安眠藥等，以利睡眠。

爲能得到快適的睡眠，以下有幾點簡便的方法：①夏天可用冰枕，冬天則可使用熱水袋，以調節快適的溫度。②就寢時勿飲用咖啡、綠茶等有刺激性的食品；③爲能夠早些解除壓力，睡床勿晃動；④就寢時不要有空腹感，儘量調節晚餐的時間……等。

避免過度與不必要的勞累

我們來計算一下日常生活中，平常動作的代謝率如何；保持普通坐著的狀態，一分鐘會消耗一・三千卡的熱量。保持站立的狀態，一分鐘則要消耗一・五千卡的熱量。分速八十公尺的走步狀態，一分鐘要消耗三・〇千卡熱量。

這些被消耗掉的熱量，若不經常補足的話，便會形成疲勞的原因。若長此以久，體內的各器官就會出現各種障礙。

多數的糖尿病人都會進行飲食療法，所以，一天所攝取的總能量是有設限的。因此，爲了不要形成疲勞的原因，也應限制消耗到體外的能量。

徹夜的工作或打麻將，會使得能量消耗激烈，故應避免。通勤途中，爲了趕時間而急忙跑步，亦是消耗能量的大原因，所以，朝晨上班應保有寬裕時間出門。

保持精神上的平靜

精神壓力是指寒冷酷熱以外，從外界施之的壓力，以及精神的緊張、人際關係的摩擦對峙等，由內側來的刺激引起的身體內之變化。

若長期處於精神壓力的狀態，會引起荷爾蒙平衡的崩壞，以及體內器官的失調，結果當然很容易罹患疾病。

受到精神壓力時，身體內會引起顯著的變化，血壓上升，尿中的蛋白質增加等等，由於自律神經的作用，也會使血糖值升高。

糖尿病者所希望的，就是儘可能不要受到壓力，然而，不僅特別勞動的人多疾病，公司和家庭的壓力也常是無可避免的。像這個時候，便應儘可能將所受的壓力及早消解、輕度的體操和適度的運動都很有用。

適度的運動

除了輕鬆體操（收音機體操等）之外，對消解壓力也很有幫助的是簡單的運動，再此亦介紹一些。

所謂弛緩法之筋肉運動。首先，以自然的姿勢坐在低椅子上。將領帶和腰帶鬆解，眼睛半微閉。其次，四次緩慢的深呼吸。然後，伸開兩足，腳尖用力伸縮腳腱。保持此姿勢約十秒鐘。之後，腳尖左右擺動，收回腳第一個關節，大腿和上半身稍用力挺立。呼吸調整之後，感覺不足的人，可再做一次。

建議有慢性病的人之運動是散步。

散步有容易習慣化，可自己增減運動量等優點，高齡者也適合。

每天花一個小時散步三～四公里，可促進體內的新陳代謝，讓身體中自然而然地產生治癒力之效果。

三餐飲食要均衡

糖尿病人的飲食，除了要遵守所限制的能量之同時，必須要充足的攝取到蛋白質、脂肪、糖類等三大營養素，以及維他命類、礦物質類之不可缺的營養素。

從穀類可以攝取到活動所需要的熱量，以及保持一定體溫的能量。從蔬菜可以得到維他命；從奶製品則可以得到良質的蛋白質。爲製造身體的組織和肌肉，肉類亦是不可欠缺的。

若能以規則性的時間來攝取這些食品，身體中便可以有自然的規律，各器官亦能以良好的狀態各司其職。

肥胖的人，爲了減肥常會捨棄飲食。但是，這反而會使身體機能崩壞，結果，空腹感會招來精神壓力。所以，請規律的食用三餐之飲食。

外出時間多的人，由一日的總熱量和營養的均衡面看來，應根據在自宅中所做的飲食療法，自己帶便當較好。

2　接受專門醫師的指示

關於藥的服用

糖尿病的基本治療法，就是貫徹到底的飲食療法，但是，爲建立飲食療法的方針，有必要和專門醫師及營養師做商量。

正確知道自己的血糖值，把握與體質、併發症的關係之後，計算一天的攝取熱量，以及肥胖的人應減肥的體重。

此時，醫師若判斷僅是飲食療法，不能夠控制糖尿病的話，就會使用胰島素等藥了。胰島素注射習慣的話，也可以自行注射，但是，不正確的判斷症狀的變化，錯誤使用的話，反而會使疾病惡化，所以，請務必接受醫師指導後行之。

截至目前，尚未開發出完全根治糖尿病的藥。胰島素注射是爲了補足身體中不足的胰島素而已。

有高血壓和心臟障礙等併發症時，藥的量和種類都會有變化。自己在家裡自行持續治療的期間，一～二個禮拜，就應接受定期檢查，以觀察症狀的變化和移動。

妊娠與生產

因爲糖尿病可說是有遺傳性的疾病，因此，在妊娠和生產時感覺不安的人不少。的確，身爲糖尿病人的父母，生下帶有容易罹患糖尿病的子女之比率非常高。所以，儘可能不要和同是有糖尿病基因的家族結婚，但並不一定絕對遺傳，所以，首先還是與專門醫師商量較好。

結婚時並沒有糖尿病，但妊娠後出現糖尿病的孕婦並不罕見。這是因爲原來就帶有容易罹患糖尿病之體質的女性，孕婦時又持續地特別食用高熱量的食物，或由於荷爾蒙的平衡崩壞，而出現糖尿病的。像這樣帶有容易罹患糖尿病體質的人，正當妊娠的時候，就應考慮到孕婦的飲食，以防止糖尿病的發生。此外，有些基因的人，應避免頻仍的懷孕，對於懷孕與生產，要有計畫性。

旅行與運動時的注意

只要不是非常嚴重的糖尿病，也可以和普通人一樣，享受旅行與運動的樂趣。

尤其是溫泉旅行，對糖尿病人來說，可謂是對治療大有幫助的休閒。糖尿病人，因爲很容易罹患感染症，所以，有經常入浴保持皮膚清潔的必要。此外，入浴也會使血液循環加快，對體內的新陳代謝有良好的影響。

海外旅行時，一定要事先與醫師討論目的地、期間的情形，以決定攜帶的藥品種類和分量。時差也是會形成身體規律崩壞的原因，所以，出發前應考慮到現地時間及如何作習，以減少因時差引起的惡影響。

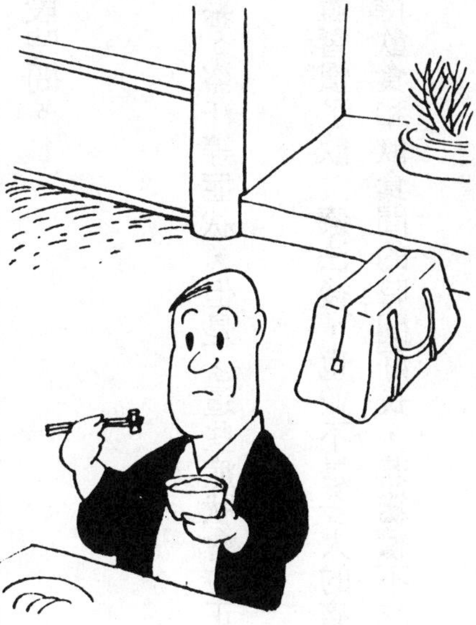

旅行時，應儘量不吃味道深濃的食物，而以蔬菜類爲中心。

此外，對於進行飲食療法的人來說，當地的飲食也是很大的問題。自己作自己要用的療養食物既不可能，看不慣的食物亦多，更遑論計算熱量了。只有儘量不吃味道太重太濃的食物，儘量以蔬菜類爲中心，食不過八分飽的控制了。

由於這是飲食療法稍微開放的時候，所以很容易暴飲暴食或徹夜不睡，等回國時再治療時，必定會更難且要多花一段時間。

關於各種症狀的指示

糖尿病人常會有喉嚨乾渴、容易疲累、盜汗等症狀，但是，這些症狀會在正確的治療中，漸漸消失。

進行能量限制時的空腹感，等到身體習慣了飲食療法後，也並不是多大的痛苦，但是，在治療初期的階段，總會覺得飲食和飲食間的時間好長，若繼續不吃任何東西的話，會變得毫無食欲了。

像這個時候，在限制的能量範圍內，可以間食的方式，活用蔬菜或蒟蒻等可以填飽肚子的低能量食品，也是一種方法。

爲了促進食欲，可以利用一些刺激性少的香辛料，作出富有變化的菜餚，這會令療養食物容易進食一點。

喉嚨乾渴時，若沒有水分限制的話，可以喝開水或番茶以止渴，但避免飲用果汁及可樂飲料等糖分多的東西，以及啤酒等酒精飲料。

糖尿病併發出現的症狀，也會有白內障或網膜症等眼睛的疾病。

所以，糖尿病人若發現有視力急速變動的情形時，應立刻接受專門醫生的診察爲要。血糖值一時上、一時下等時候，也會使眼鏡度數不合，但若症狀一旦穩定下來，就會回復正常。

此外，男性有時會有陽萎的煩惱。

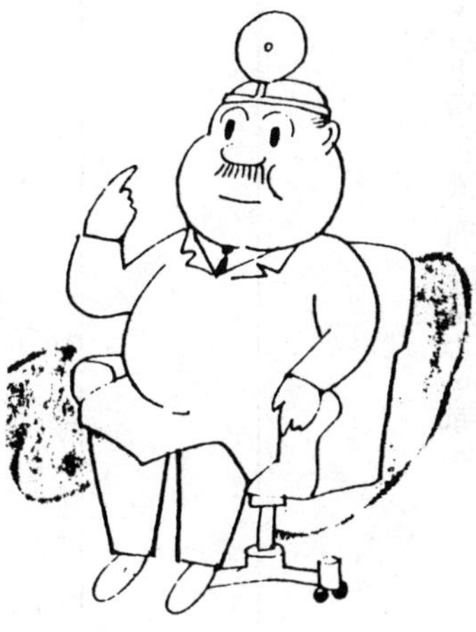

3 糖尿病人的性生活

男性糖尿病人和陽萎

統計結果，罹患糖尿病的男性，半數以上，都會有性無能的意識。這個原因和代謝障礙、睪丸障礙、男性荷爾蒙及副腎皮質荷爾蒙的分泌低下、內分泌腺機能障礙等有關。

這個時候，常會進行荷爾注射等對象療法，但根本的治療，還是治療糖尿病。但是，糖尿病是一種難以根治的病，所以，到完全的性無能爲止，還是只能控制糖尿病的程度而已。

由於因人而異有很大的不同，有些人血糖值若能稍微降下的話，也可能回復性交能力，但這無法以數值表示。但是，身體若能習慣一般飲食法，以及適度的運動等療養生活的話，是可以回復正常的性欲與無性交能力的。

不要一個人煩惱。

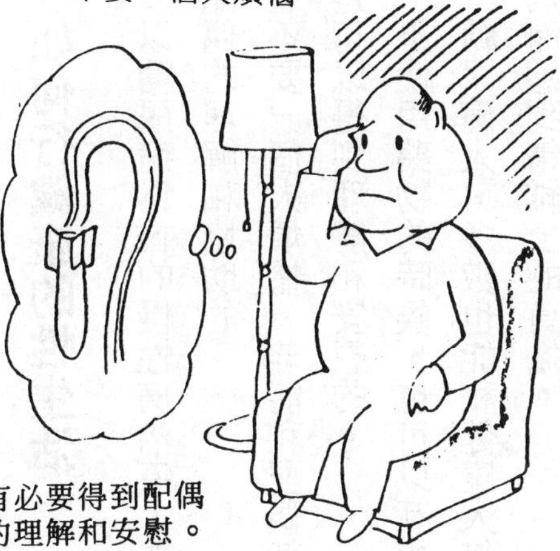

有必要得到配偶
的理解和安慰。

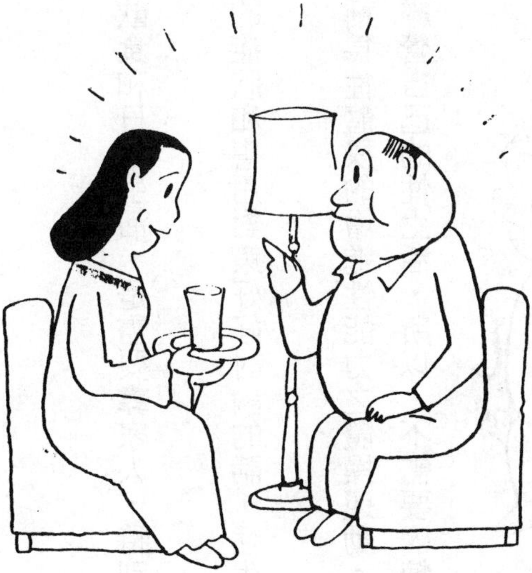

陽萎的原因，和精神性的作用大有關係，由於被診斷是糖尿病，而對自己的性交能力產生疑問，變得毫無自信的話，陽萎的情形會更加嚴重。

如何行健康的性生活

以糖尿病爲首的慢性病治療，要改善飲食和日常生活，是需要靠家人，特別是配偶的理解和協助的。

不要一個人煩惱，若能和配偶就現在的症狀和應用對策好好討論的話，性生活是可以得到理解和安慰的。

不使用藥物的時候，也可以互相研究稱爲性體操的增進性能力之體操運動。

糖尿病人，多數也能和健康人無異的經營自己的性生活，所以，不需要因糖尿病而感到精神上的負擔。

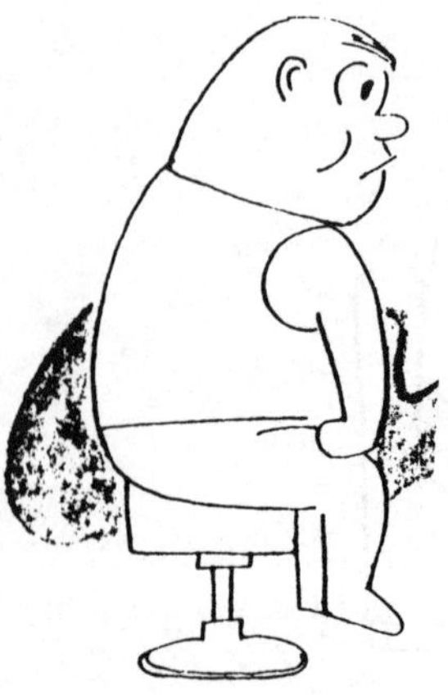

4 糖尿病與運動

運動的效果

糖尿病人一般都是肥胖體質者，所以，適度的運動和飲食療法一樣，都是很重要的治療法。

中年以後的突然發胖而引起糖尿病出現的初期糖尿病人，藉由輕度的熱量限制和每天的習慣性運動，使得糖尿病消失的例子相當多。

運動會使肌肉強壯，可使身體中的糖質分解和燃燒，所以，可使胰島素的使用量減少，且由於新陳代謝順利進行的結果，可使得血糖值保持低下。

藉由飲食療法可限制一天的攝取能量，若能再藉由運動，增加排出體外的熱量，也可以使治療效果更好。

利用機器或道具的體操和運動有很多，但最簡單的，莫過於跑步了。尤其是，在食後三十分鐘時，是血糖值最高的時候，所以，在這個時間帶若能進行一個小時的散步，當可有很大的幫助。

生活忙碌的人，無法挪出運動的時間，這時，可以利用休息時間做收音機體操，或不搭電梯地上下樓梯，亦可化解運動不足的缺點。

糖尿病人的皮膚相當脆弱，很容易感染細菌，所以，運動後可以進行淋浴，替換內衣褲等，以保持皮膚的清爽乾淨。

禁止過度的運動

每天的運動量，應考慮到體重、體質、攝取的熱量，和胰島素注射的狀況等，所以，和醫師討論後行之爲佳。

適度進行的話，會有治療效果的運動，有時過於激烈，也可能反而變成有害。

激烈的運動時，血液中的黃體會增加。黃體是如同丙酮酢酸和酪酸一般，酸度非常强的物質，所以，會在血液中妨礙細胞的功能，形成糖尿病昏睡的原因。

因此，遠泳和長距離馬拉松、網球、橄欖球等運動，重症的糖尿病人必須避免。普通尿中會出現黃體的人，也有禁止運動的情形，應接受醫師的指導。併發高血壓和心臟病等併發症的人，也應注意運動量的決定。

此外，空腹時的運動也必須避免。運動中，感覺激烈空腹感和無力感時，可能有低血糖之虞，所以，應中止運動，充分休息為佳。

進行游泳及網球等消耗體力的運動時，途中若能吃點餅乾等零食可防止出現低血糖。

應避免空腹時的運動和激烈運動。

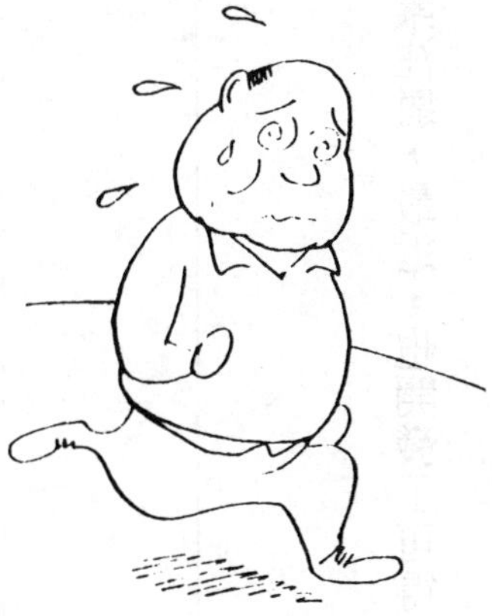

5 關於內服藥

有那些藥呢？

糖尿病的藥物療法，最普通常見的就是胰島素注射，最近，也開發了可得到近似胰島素之治療效果的內服藥。

橫胺尿素劑、雙瓜劑、中蓚酸鈣等，都是代表性的內服藥，但其中以橫胺尿素劑和雙瓜劑二種最常被使用。

在此就此兩種藥物的特徵和副作用做個概述。

①橫胺尿素劑

橫胺尿素劑是藉由餵給老鼠，老鼠因低血糖而死的情形，被發現其藥對降低血糖值的效果的。

此藥物可促使胰臟的蘭克哈斯島產生作用，增進胰島素的分泌。對肝臟也有作用，可防止糖分進入血液中。

雖然這對初期的糖尿病相當有效，但，在兒童和青少年時，胰臟本身分泌胰島素的能力多半很弱，所以，不能期待他的效果。

市面上所賣的橫胺利尿劑有拉斯基能、美利多斯D、多利那歇、待阿比尼斯、幾美林、力可能等。

因藥物之不同，服用法和效果也有所差異，應遵守醫師的指示。

橫胺尿素劑的副作用有低血糖、蕁麻疹、食欲不振、便秘、下痢、胃腸障礙等等。

尤其是使用錯誤時，會引起嚴重的低血糖，變成植物人，會留下對腦的後遺症等情況。

使用習慣後，就不太會感到像最初使用那般效果了，但，決不可以擅自增加服用量。

糖尿病惡化、昏睡時，或有腎臟障礙，肝臟障礙，感染症，以及動過手術的時候，勿使用此藥物。

②**雙瓜劑**

雙瓜劑與横胺利尿劑不同，它是幫助身體將體內組織的糖分取出，結果也可以得到降低血糖值的效果。

兒童和青少年的糖尿病，主要就是使用這種藥劑，這對中年以後發胖的糖尿病亦有效果。

市面上所賣的雙瓜劑（ビグアニド）有印州羅得，印州羅羅得M、美路品、骨力多能等。

服用這些藥，會引起食慾不振、下痢、嘔吐、乳酸急速收斂等副作用。尤其是乳酸急速收斂，是相當危險的副作用，高齡者或腎臟、肝臟有障礙的人，及罹患感染症者，更容易引起，程度嚴重時，會陷於昏睡。

藉由雙瓜劑（ビグアニド）治療的初期，會有發疹，腸胃病的現象。這些是比較多人出現的症狀，應及早接受醫師的診察。

內服時的注意要項

治療慢性病的糖尿病，最基本的治療就是飲食療法。藥物治療時，首要了解，這是由於僅靠飲食療法無法控制時才使用的部分。

橫胺尿素和雙瓜劑等內服藥，比起胰島素要簡便的多，但長期服用的情況下，不知道的副作用還很多，所以，不可以完全代用胰島素。

使用內服藥時，每一～二個禮拜就要接受一次定期檢查，若發現身體有異樣，應馬上接受醫師的診察。

根據美國研究報告，因糖尿病治療而長期服用內服藥的人，心臟病的發生率並不低。

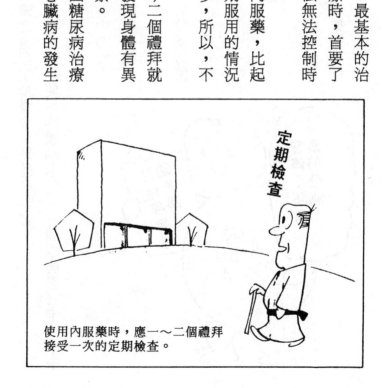

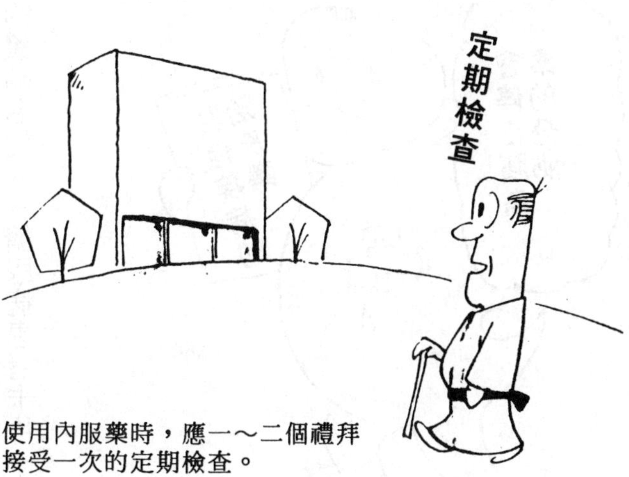

使用內服藥時，應一～二個禮拜接受一次的定期檢查。

不要過度信任內服藥，確實進行飲食療法才是最重要的。

此外，服用藥物的人，最好將自己使用的藥品名記入「糖尿病患者卡片」中，經常携帶。

還有一個問題，就是懷孕中的女人的情形。比起一般副作用强的內服藥，胰島素注射可說是較安全的。血糖值容易變動的懷孕期，胰島素注射較爲方便。尤其是，懷孕三〇週以後，應儘量避免食用內服藥。

誘發糖尿病的藥品

迄今未患有糖尿病的人，但由於罹患其他的疾病，爲治療而服用藥物，卻引發糖尿病的例子相當多。

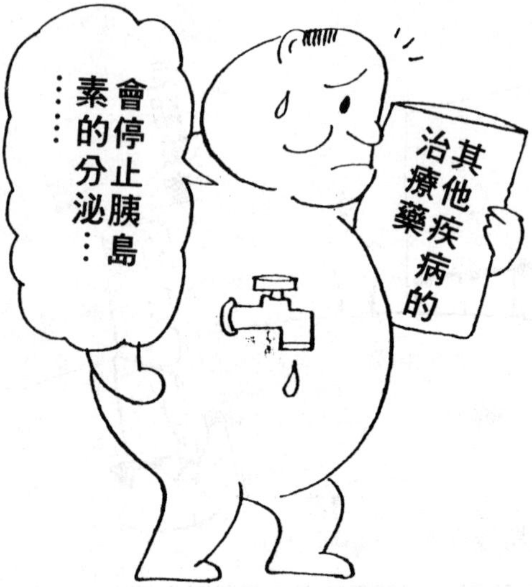

這是由於用在治療的藥物，會阻礙胰島素的分泌，或減弱分泌作用而引起的。

原本就帶有糖尿病素質的人，容易因使用副腎皮質荷爾蒙劑或降壓利尿劑、蛋白同化類固醇劑、經口避孕藥，而引發糖尿病。

在此舉出這些誘發糖尿病的藥物，所以，帶有遺傳性容易罹患糖尿病體質的人，必須多加注意。

①副腎皮質荷爾蒙劑

這種藥物常被使用作爲氣喘、再生不良性貧血等疾病的特效藥。常配合阿斯匹林和維他命製成藥劑。

使用這種藥時，事先務必要確定患者是否是糖尿病體質者。

②降壓利尿劑

這種藥物常被使用在抑制高血壓的血壓上升。糖尿病者多會因太胖而併發高血壓，所以，不少人會服用降壓利尿劑。

但是，此降壓利尿劑會阻礙胰島素的作用，所以，應和醫師討論後使用。

③蛋白同化類固醇劑

這是配合製造組織蛋白質之男性荷爾蒙用的藥。也用在未熟兒、產後身體復元、胃潰瘍等情況下。

因爲它會妨礙胰臟的作用，長期服用的話，便是形成糖尿病的原因。

④經口避孕藥

也就是稱爲皮爾的藥物，是女性爲避孕用的。

爲什麼經口避孕藥容易誘發糖尿病的原因，至今尚未十分清楚，大抵是由於荷爾蒙的平衡崩壞所導致的吧！

過去長期間服用經口避孕藥的女性，在懷孕時，血糖值的變動會比較激烈，因而容易引發糖尿病。

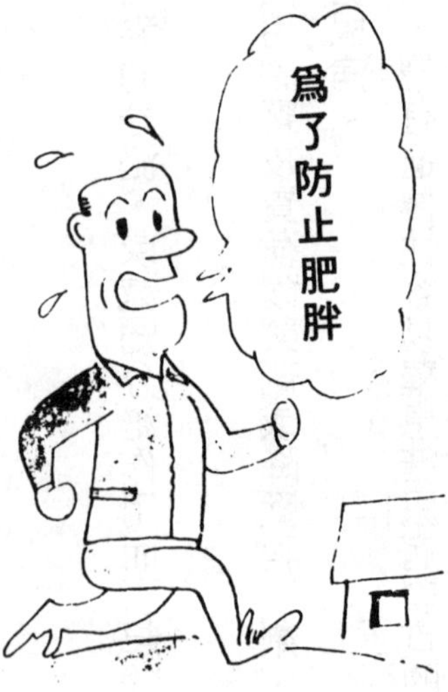

誘發糖尿病的藥品

藥品名	吃藥時的病名	使用上的注意點
副腎皮質荷爾蒙劑	氣喘 再生不良性貧血	事先應了解自己有無糖尿病體質，並遵守醫師的指不使用。
降壓利尿劑	高血壓	因爲阻礙胰島素的作用，所以，應在和醫生的討論後使用。
蛋白同化劑	未熟兒 再生不良性貧血	因爲會妨礙胰臟的作用，所以，不可以長期使用。
經口避孕藥	服用避孕	會崩壞荷爾蒙的平衡，使血糖值激烈改變，應儘量避免。

6 關於胰島素療法

何謂胰島素注射

一九二一年，加拿大醫生成功地從狗的胰臟取出稱爲胰島素的物質來之後，胰島素就被廣泛地使用在糖尿病的治療上。

胰島素是胰臟的蘭克哈斯島的器官所製造出來的荷爾蒙。胰島素的作用就是幫助身體內的各組織攝取營養分，所以，胰島素不足的話，會使身體的營養平衡失調，各組織無法吸收到血液中的葡萄糖，而出現尿糖和血糖。

糖尿病者就是因胰島素不足引發的，所以，可藉由注射來補足，使血液中的葡萄糖能被吸收，使血糖值降低。

胰島素注射是第I型的糖尿病患者，僅藉由飲食療法和藥物療法不能得到效果時；和第II型的糖尿病患者所使用的。

其他，有併發症或罹患感染病發生高熱、以及妊娠與手術體力衰弱等時候使用，尤其是發生糖尿病昏睡時，特別有效。

現在，雖然已開發了降低血糖值的內服藥，但是，關於作用機序，不明瞭處仍十分多，較胰島素注射更不能夠信賴。

持續藥劑療法時，應正確把握症狀的移轉和變化、以調節藥的分量，所以，定期檢查一定是不可或缺的。

若無醫生的指示，而隨便變更藥物分量的話，將會使症狀惡化，所以，應避免。

胰島素的種類和用法

糖尿病治療用的胰島素，市面已賣有各式各樣的種類。因胰島素的種類不同，特徵、效力、使用方法也會有異，所以，在此就一般使用較多的正規胰島素、普羅他命、勤克胰島素、以及ＮＰＨ胰島素予以敘述。

另外，胰島素的量是以「單位」表示的。所謂一單位，是一注射兔子而引起低血糖痙攣的分量爲基準的。

幾乎所有的藥用胰島素，其一c.c.中都含有四十單位，但是高單位的胰島素中，一c.c.內含量超過一〇〇單位，所以，請注意容器所顯示的單位。

①正規胰島素

爲了及早出現效果，迅速降低血糖值時使用，但，其效果持續時間很短，四～八小時就會消失。

正規的胰島素中，有亞克多拉比度胰島素、歐米蘭特胰島素等。

市面上賣的容器有二〇單位、四〇單位、八〇單位三個種類。

正規的胰島素注射後約一個小時會出現效果，可持續五～一〇小時。

②普羅他命·勤克胰島素

此胰島素的特徵是效果出現較晚，持續效果則較長。

注射後約三～五個小時才開始出現效果，可持續一～二天。注射後十二～十四小時，血糖值是最低的時候，所以，早上注射後，很可能在夜晚睡眠時，引起低血糖發作。因此，請遵守醫師對於注射時間和分量的指示。

③ＮＰＨ胰島素

正規的胰島素之效果持續時間太短，普羅他命、勤克胰島素的持續時間又太長，而ＮＰＨ恰可改良這些缺點。

ＮＰＨ胰島素中，有骨羅命胰島素、蘭特胰島素等。

注射後約一個小時後會出現效果，八～一〇小時後，可得最大的效果。而持續效果可達二〇～三十五小時。

早餐前注射這種胰島素，食後可防止血糖值上升，夜間也無須擔心低血糖發作。

胰島素注射時的注意

胰島素注射，一定要在每天一定的時間進行，所以除了接受每天來返醫院的注射外，也可以自行注射。

一般是在每天早餐前注射的。正規的胰島素是在用餐前三十分鐘進行，而持續性胰島素的話，則要在食前一個小時注射。

那種種類的胰島素要用多少單位，必須聽從醫師的指示，但是，若發現症狀有移轉改變的話，就要調節注射量，所以，一～二個禮拜一次的檢查是不可少的。

胰島素注射的必要用具，有刻度清楚的結核菌苗注射器和針頭，消毒用的酒精及脫脂棉，消毒用鍋、小鉗子等。

其次，在此敍述胰島素注射的順序，但，最重要的是，保持用具的清潔，遵守正確的分量。

①首先，用藥用肥皀水清潔消毒用鍋。
②將注射器和針頭放進鍋內煮沸消毒。
③組合注射器和針頭，用消毒用酒精擦洗，再擦拭酒精。
④注射器吸入和注射同樣分量的空氣，再由針頭將吸入的空氣排出。
⑤將針扎入瓶中，針頭浸入液中，將注射量分的胰島素吸入注射器中。
⑥以酒精消毒要注射部分的皮膚，將皮膚輕輕捏上來，進行皮下注射。此時，針只要刺進一定的深度即可，請不要刺入必要以上的深度。

⑦注射完了，用酒精再消毒注射部分的皮膚。

⑧注射器和針頭，用酒精清洗之後，浸入酒精中保存著。

⑨若能使用塑膠製的注射器（注射針），可免去消毒的麻煩，而且更安全。注射位置，應每天稍微錯開，要不然的話，容易肌肉酸痛發硬、變紅，造成皮下組織萎縮和壞死。

腋外側、肚子、大腿、屁股等，都是適當的注射位置。

藉由胰島素注射以抑制血糖時，因食物的變化和精神壓力等，會使血糖再度上升，若注射量過多的話，則會引起低血糖症狀。

症狀漸漸好轉時，對疾病的警戒心會變弱，因而捨棄注射，怠惰血糖值的測定之例也有。但是，急速中止胰島素注射的話，有時會引起糖尿病昏睡；注射量錯誤的話，則會引起低血糖的發作。

爲避免成爲危險的狀態，定期的接受醫院檢查決不可少，應正確的遵守指示的注射量和時間爲要。

容易引起低血糖症狀，常常都是吃了比平時要多的熱量，所以稍增多了胰島素的注射量，還有，早上忘了注射，等到疲累的回到家中已是傍晚時分再行注射等。

若有目眩、手足發抖、頭痛、激烈的空腹感、皮膚盜汗時，都可預想成低血糖發作，應作砂糖水飲用等處置。

預備不意之時的發作，請經常攜帶「糖尿病患者卡片」。

此外，使用持續性的胰島素時，最大效果會出現在注射後八～十二小時，所以，就寢時會引起低血糖症狀。此時，應下工夫保持血糖值稍高。

注射的地方若變紅或癢感時，可能有對藥物產生過敏症之虞，所以，應向醫生報告症狀，採取改變胰島素的種類、和調節分量等處置。

無論如何，若要提高胰島素注射的效果，正確的飲食療法，以及保持精神和肉體的安定才是最重要的。

第五章　併發症的注意與治療

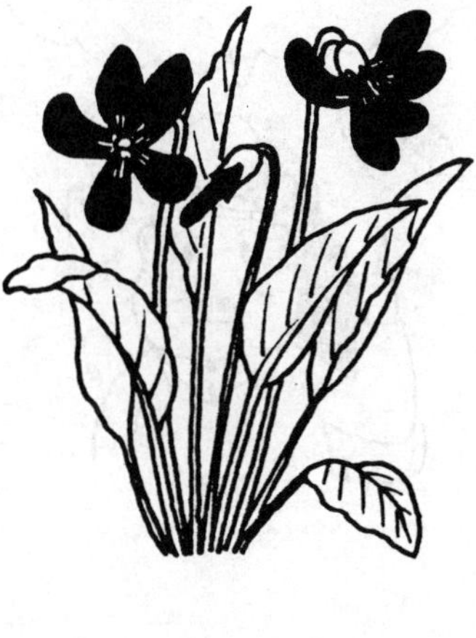

糖尿病若能早期發現與適當的治療，以及確實進行日常生活的控制的話，決不是多可怕的疾病。

但是，若持續不正確的治療，以及不遵守飲食限制等控制者，就會引起血管障礙等併等症。

例如，糖尿病若任其發展，則容易併發動脈硬化，結果引起高血壓、腎臟障

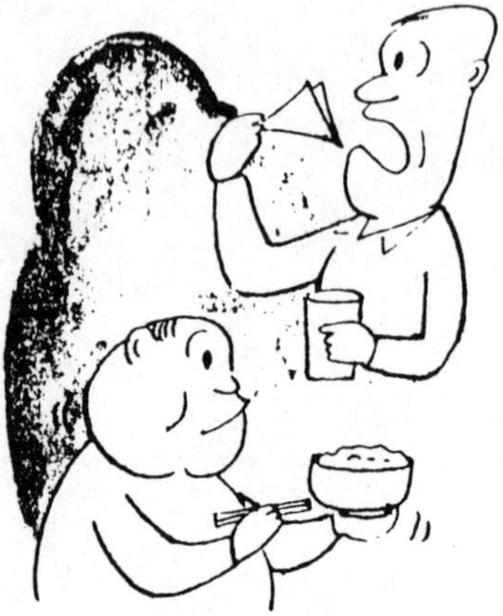

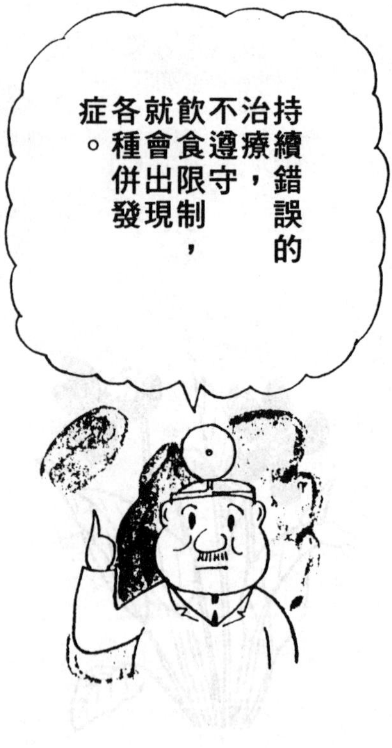
持續錯誤的治療，不遵守飲食限制，就會出現各種併發症。

礙的情形相當多見。若是如此，再怎樣的治療都是太遲與徒然的。

因糖尿病引起的併發症，主要有血管障礙、神經障礙、以及感染症等。此外，心臟、腎臟、肝臟等臟器類的障礙也不少。

本章，就針對各種併發症的注意及治療法予以概略敍述。

糖尿病（性）昏睡

糖尿病（性）昏睡在胰島素被發現以前，是死亡率相當高的症狀，但現在已漸漸低了。但這依然是二十幾以下的糖尿病患者死亡原因的首位，現在也是糖尿病（性）昏睡。

一般糖尿病（性）昏睡若能及早發現及早採取行動的話，就不會造成死亡了。但是，年輕人的情況，比起高齡者，周圍的人也好本身也好，常常會太慢了才採取行動。

所以，一旦發生了糖尿病（性）昏睡時，一定要馬上採取行動，然而，因昏睡的種類不同，所採取的方法也完全相異。

糖尿病（性）昏睡有因高血糖引起的和低血糖引起的兩種。其次就針對各種症狀及對策來討論吧！

①高血糖引起的昏睡症狀及治療

因糖尿病而體內的胰島素不足，致使無法利用能量來源的葡萄糖。

這時，蛋白質和脂肪會取代葡萄糖，成爲能量來源，但是，分解脂肪的時候，酸體會增多出現。

這種酸體若在血液中增加，就會形成酸血症。另外，若尿中含有酸體時，就稱爲酸尿。

像這樣，體內的酸體增加，爲了中和這些酸體，便需消耗血液中的鹼，結果，血液變成酸性化了。這就叫做酸血症。

若持續的酸血症，不久會因血液的酸體中和困難，結果，酸體之一的酢酸會漸漸堆積在血液中。

酢酸增加了之後，會阻礙腦細胞的酸素利用，意識漸漸的模糊掉。

像這樣的昏睡，就要大量的注射胰島素。或給與患者食塩水和乳酸蘇打。

注射胰島素之後，會促進葡萄糖的分解，減少蛋白質和脂肪的分解，所以酸體便不易產生了。

此外，食塩水會使酸體隨尿液排出，而乳酸蘇打則可以中和血液中的酸性，讓酸血症無從發生。

藉由這樣的治療，可以降低血糖，酸血症若消失的話，意識也就能夠回復。

因爲高血糖引起的糖尿病昏睡，不會急烈的發生。血液中的酸體增加是慢慢進行的，而漸漸地意識不明。

高血糖昏睡的前兆，最初的異常是喉嚨乾渴，想要攝取大量的水分。其次是身體顫抖，二～三天後甚至不想起床。

一出現高血壓的自覺症狀，就應立刻找醫生商量。

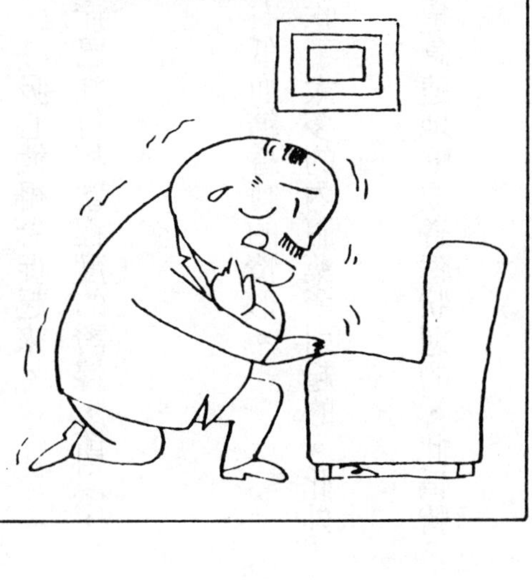

食欲也漸漸沒有了，嘔吐、腹痛等也相繼發生。此時，皮膚會非常乾燥，帶有沙沙乾巴巴的澀味，非常頻仍的排尿。此外，呼吸心變得急促起來。

這些自覺症狀是高血糖昏睡之前兆，酸血症已進行相當程度的證據，所以，一定要立刻與醫師商量討論。

②低血糖引起的昏睡症狀與治療

糖尿病患者所發生的現象之一的昏睡，也有低血糖昏睡的情形。

低血糖昏睡是因為胰島素注射量過多，或吃了太多的內服藥所引起的。此外，運動過度後或沒有進食的情形，也會發生。

低血糖昏睡和高血糖的慢慢發生相反，它是急速地變成昏睡狀態的，此爲特徵。

低血糖發生時，應馬上飲用砂糖水，黑砂糖和方砂糖亦可。

若無法馬上補給糖分，應馬上聯絡醫師。

低血糖昏睡的治療，葡萄糖的注射有效。

低血糖昏睡是急激產生的，故完全沒有前兆等自覺症狀。

感到不舒服空腹感，手心和手指間盜汗時，就要特別注意了。此外，流口水以及手指顫抖的無法寫字時亦然。皮膚會因失了血氣而變青白。甚至發生吐氣、腹痛、痙攣等情形，而失去了意識。

高血糖昏睡和低血壓昏睡的治療完全不同，所以，周圍的人應要十分了解該症狀的不同。

原本十分有元氣的人突然倒下，首先就要連想到低血糖昏睡。二～三日前就開始有顫抖情形時，就有低血糖昏睡之虞了。

尿液檢查也可以清楚判斷兩者的不同。高血糖時，尿中會對丙銅體有反應，相對的，低血糖情形則無。

高血壓

糖尿病患者約有五十%的人會併發高血壓。這是因爲糖尿病會致使血管老化，而引起動脈硬化。

動脈硬化是老化的現象之一，原因是血液中的脂肪粉瘤化及石灰化而引起血管變硬使然的。

血管變硬後，血液的流通便會不良，所以，血壓也因而變高。高齡者發生動脈硬化是自然老化的現象，但是糖尿病患者，要比平常人早十年產生動脈硬化。

動脈硬化或高血壓引起的症狀，會有腦中風和心肌梗塞等情形。而任何一者都是致命的危險症狀。

高齡者的糖尿病人之中，有四十％以上都是因這些血管障礙喪命。

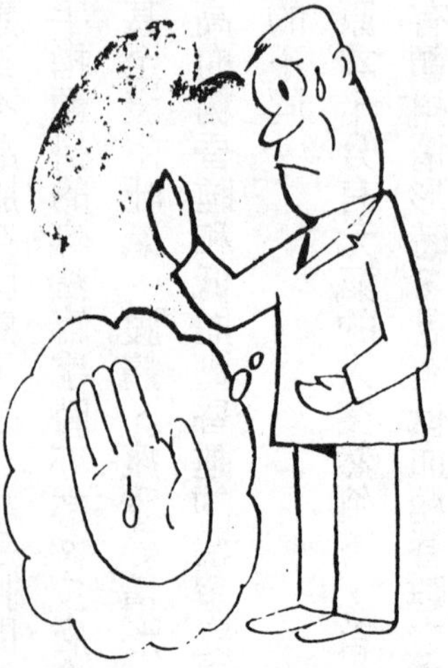

皮膚轉爲青白，就是危險號。

所以，糖尿病患者併發高血壓的時候，不只要治療糖尿病，高血壓的治療也不可忽略。高血壓的治療和糖尿病的治療一樣，都是以飲食療法爲中心的。

高血壓的飲食療法上，食塩的限制非常重要。此外，爲防止動脈硬化，也對動物性脂肪設限。

使用血壓降低劑的情形也有，但是

，仍以每日精確的限制塩分量之飲食療法爲根本究底的方法。

通常，食塩的限制每天是在五～八克以內，高血壓嚴重時，則需抑制在五克以下。

此外，煙和咖啡等嗜好品及嗜好飲料也必須儘可能的控制。

治療糖尿病的胰島素，有時也會對高血壓和動脈硬化有不良影響，所以，應和醫師詳細的商量後再使用。

因高血壓和動脈硬化引起的危險症狀之腦中風，前面已有述及，但是，實際發作的時候，要採取怎樣的處置呢？

腦中風有高血壓性腦出血、蜘蛛膜下出血時等腦出血，以及腦血栓和腦栓塞等腦軟化症之症狀，在此依症狀別予以敍述。

①高血壓性腦出血

這是血液要流經因腦動脈硬化引起血液流通不良的血管時，致使血管破裂引起出血的。

高血壓乃危險因子，在超過最高血壓二〇〇毫巴或最低血壓一一〇毫巴時，就要特別注意了。

發作是在不定時的那天，非常急劇的發生的。最初是强烈的頭痛及吐氣，漸漸意識、語言產生障礙，或引起半身不遂。

發作一產生，務必馬上電請醫師前往診治。且在醫師到達之前，鬆開患者的衣服，並儘量不要移動他。

失去意識時，常會因吐物梗在喉嚨而窒息死亡，所以，要將患者的麻痺側橫臥在上，並注意不要讓頭部前屈。

另，痙攣激烈的時候，要控制患者的身體。頭部也可放置毛巾使之變冷。

若無醫師指示，不要將患者從發作

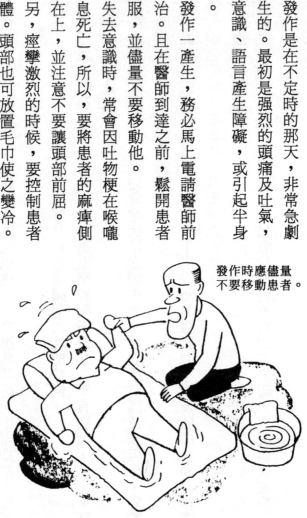

發作時應儘量
不要移動患者。

的地方移到別處為原則，但，沒有辦法時，可用擔架等，靜靜的移動。接受醫師的往診，要考慮依從指示入院。

高血壓性腦出血的前驅症狀有頭痛、手腳痲痺、吐氣、耳鳴等，但這些症狀並不一定會結合發作。

所以，平常有高血壓之虞的人，一定要定期的測試血壓，為不引起腦出血，絕對怠惰不得的。

進行降低血壓的飲食療法、避免過度激烈的運動，防止寒冷等，都是很重要的。當然一定要控制酒和煙。

②蜘蛛膜下出血

腦內蜘蛛膜下腔引起出血，佔六十%的原因是由於動脈瘤的破裂。因此，也不一定說是糖尿病的併發症。發作時會有強烈頭痛、嘔吐、頂部強直等，而突然倒下。也有出現痙攣的現象，但在開始的時候，不會有手腳痲痺等症狀。

失去意識時，也是和高血壓性腦出血採取同樣的處理，馬上請醫生前來診治。若是不懂的人處理，可能會是來不及的危險病症。所以，應照醫生的指示，到設備齊整的醫院住診。

現在，蜘蛛膜下出血的治療，多被判定爲腦動脈瘤破裂，爲了治療，有必要動腦外科手術。

此時，要讓動脈瘤的箇所明朗化，依病狀不同，採取各種手術。

蜘蛛膜下出血多半是毫無前驅症狀的。

有時候會有頭痛等前兆，但是少之又少。

而且，原因所在的主要疾病檢查，是比較困難的現狀。

蜘蛛膜下出血很重要的一件事，就是會有再發的現象。根據報告，距第一次發作四個禮拜內，有近七成的人會再復發。

③腦血栓

腦血栓是腦動脈發生粉瘤硬化，使得血液流通不良引起的。嚴重的話，甚至會使血管內的血液結塊，完全堵住血液流通。

如此一來，腦細胞就無法接受到酸素和養分、而漸漸壞死了。這就是腦血栓，大多發現在六十歲以上的高齡者身上。

發作時間常在睡眠，或將近天明血壓下降的時間帶，從幾個小時到幾天的時間，徐緩進行的。

會發生言語障礙和半身麻痺的情形，失去意識也是常有的現象。發生痙攣也有可能。

腦血栓的前驅症狀是不斷重複一過性腦虛血發作的現象。這只是腦血栓的小發作而已。普通會有一時性的半身麻痺、言語障礙、目眩、一隻眼睛失調等症狀，會持續幾分鐘到幾小時，但，馬上回復原來的正常狀態者很多，爲其特徵。

從不斷重複的這些小發作到大發作，腦血栓是有可能預防的。

產生一過性腦虛血發作時，應馬上接受醫師的精密檢查或治療。因此防止腦血栓大發作的例子，相當常見。像這個時候，常會使用抗凝血藥或抗血小板藥。

此外，引起腦動脈硬化的人，使用血壓降低劑等時，請注意遵守醫師的指示。腦血栓容易在使用這些藥時，血壓急速下降而引起。

④腦栓塞

腦栓塞和腦血栓一樣，都是因爲腦內血管堵住而引起的。但，腦血栓是因腦動脈硬化產生的，而腦血栓則常是在心臟產生血栓後，流到腦部而堵住腦動脈引起的。

發作時，完全沒有腦血栓那樣的前驅症狀，也沒有晝夜的差別，隨時都可能突然發作的。但有時也會有發作前頭痛、目眩、嘔吐等稀少的例子。

發作情形依血栓的部位不同而有各式各樣症狀，大部分會引起急激的頭痛、目眩，其次演變爲言語障礙、半身不遂、痙攣等，而終陷於意識不明。

發作時，一定要馬上通知醫師前來診治不可。在到達之前的應急措施是以腦出血以外的腦中風爲準的，腦中風的

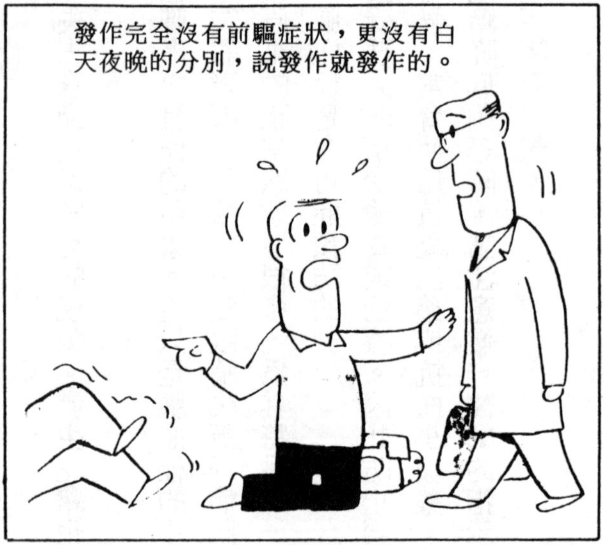
發作完全沒有前驅症狀，更沒有白
天夜晚的分別，說發作就發作的。

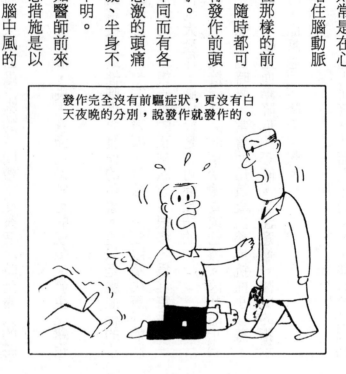

情形，沒有必要以毛巾覆額冷溫。

腦栓塞也是因血栓的原因引起的，所以，在醫院常會注射會給與防止血液凝固的抗凝血素及血小板機能抑制劑等。

以上就腦中風的四種種類症狀敍述的，任何一者，都有危及生命之虞。常聽說腦出血而死的比率達五十％，即使幸運的保住生命，也可能殘留半身不遂，言語障礙等後遺症極多。

所以，關於腦中風，有改善令其不要發作的生活環境與進行飲食療法和定期檢查的必要。此外，使用胰島素時，也必須和醫師商量，以決定其使用法不可。

心臟障礙

糖尿病患者死亡的原因中，由心臟病和高血壓等引起的併發症所占的比例非常高，約六十％以上。此外，糖尿病患者中有五十％，被發現有心電圖異常的現象。

糖尿病患者若有心臟障礙，多會併發動脈硬化和高血壓，而這些併發症則會引起心肌梗塞、狹心症等之心臟發作。

所以，發現有心電圖異常時，應與高血壓和動脈硬化同時治療。此時，是以抑制塩分、糖質、脂肪，降低能量的飲食療法為中心的。

另外，糖尿病初期階段，發現心電圖異常時，動脈硬化已進行的比例較少，所以，應在這些併發症產生之前，治療好糖尿病。

心臟病中急性發作的有心肌梗塞和狹心症，慢性的則有因冠狀動脈硬化、心臟肥大引起的心不全症狀。

長期持續的糖尿病，會提早血管的老化，身體各部因而產生動脈硬化的現象，這在前面已有詳述。一旦引起動脈硬化，血液就無法順暢的在血管中流動。因此，如同馬達一般效果的心臟，就比平常要承受更高的壓力，以將血液壓出。這就是高血壓的原因。

所以，心臟本體也會變得肥大，以加强它的作用。我們稱為心臟肥大。

心臟肥大會引起冠狀動脈硬化，若血流十分順暢時就不會有此症狀。但是，動脈硬化更甚一步時，比平常心臟肥大的心臟，也無法使血液循環正常進行了。

如此一般，心臟機能漸漸降低，而引起心不全。

急性發作的狹心症和心肌梗塞，也就因冠狀動脈硬化引起的。也就是，血液無法在冠狀動脈中流動，所以，心臟的細胞無法接受到酸素和養分，而終於死亡。

狹心症一時發作時，會感覺呼吸困難、心臟部有刺痛感。也有少部分人會意識不明。

狹心症嚴重時，心臟會有一部分壞死，叫做心肌梗塞，乃心臟病中最可怕的發作。所以，狹心症產生時，就要注意防止進行到心肌梗塞不可了。

狹心症的治療也是以減少塩分與限制膽固醇的飲食療法爲中心的話，但突然發生時，應儘速服用硝化甘油。

糖尿病時，單單只是心臟的負擔就會加大了，所以，有時比平常接受更嚴格的檢查之必要。此外，胰島素並在遵守醫師的指示下使用。

除了胰島素外，也使用到利尿劑等藥物。

另外，一旦有一次狹心症的發作時，決不可再吸食香煙。

腎臟障礙

糖尿病和腎臟病有密切的關係，所以，單只是糖尿病的治療，或單只是腎臟病的治療，都是不太有效的。所以，雙方應同時治療。

腎臟病中，特別關係密切的有糖尿病性腎症和尿盂炎，此外，有很多情況下，腎臟病也稱爲高血壓或動脈硬化，所以，應注意這些併發症。

糖尿病性腎症，和慢性腎炎有類似的症狀，乃糖尿病患者特有的疾病。初期階段，尿中會含有蛋白，進行一段時日後，臉部和手腳會出現浮腫，嚴重時會有疲勞感和悸動，呼吸難過等現象。此外，也可看出低蛋白血症等腎臟變硬症症候群，眼底也會現出特有的變化。

這是腎臟中的系球體變硬，無法過濾尿液與排出正常的尿液引起的。所以，本來應排出體外的老廢物堆積在體內，而引起尿毒症的例子多如牛毛。

腎臟的作用變弱時，不僅是糖尿病、高血壓和動脈硬化等均很容易併發，所以，應及早治療。

此外，患有糖尿病者，其腎臟也很容易被細菌侵入。細菌主要是從尿道和膀胱侵入，然後在腎盂繁殖的，很容易因此引起腎盂腎炎。

任腎盂腎炎發展的話，會演變爲萎縮性腎炎之腎不全症，也易產生尿毒症。所以，糖尿病人若罹患膀胱炎等疾病時，應及早完全治癒爲要。

併發腎臟障礙時，糖尿病的飲食療法中，必須要加入腎臟食物不可。除了限制食塩和蛋白質的分量，應補足消化力低下的食物。

另，爲不造成腎臟的負擔，有必要保持安靜。

藥物療法，也務必要謹慎地使用胰島素。

所以，首先應遵守醫師的指示，

注意　有腎的併發症時，即使有糖尿病，也不適合進行運動療法。保持適度的安靜是必要的。

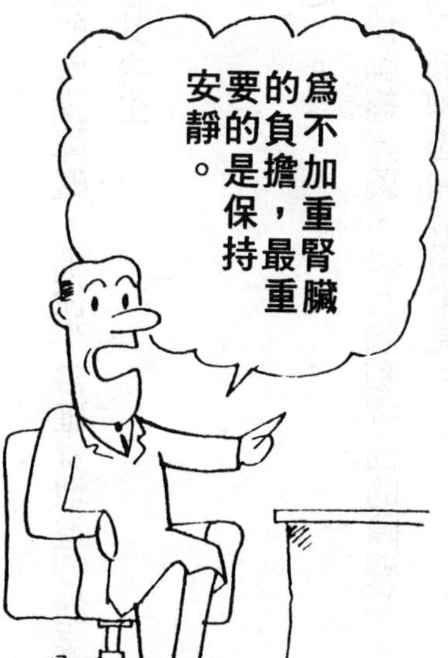

注射少量的胰島素，再慢慢地增加。

但是，最重要的是，因糖尿病引起的腎臟障礙，應從平常確實地進行糖尿病的治療，注意日常生活的品質，以防止其發生。

神經障礙

神經障礙是糖尿病的三大併發症之一。

神經障礙主要有末稍神經障礙、自律神經障礙，以及腦和脊髓的障礙等，糖尿病患者中，尤其以末稍神經障礙引起手腳神經痛最爲常見。

糖尿病患者罹患神經障礙的非常多，幾乎都是因糖尿病沒有好好控制，或對自己罹患糖尿病毫不知情的情形下發生的。因爲手腳麻痺、腳痛到醫院看診後，才知道自己得到糖尿病的例子很多。

像這種糖尿病患者併發的神經障礙，幾乎是因爲飲食療法等糖尿病控制錯誤，或因患者無自覺而引起的，所以，糖尿病的治療若能確實的話，就可以預防這些障礙，也能夠治癒了。

但是，神經障礙若已進行到某種程度時，除了飲食療法和胰島素等藥物療法需同時並施外，也需進行按摩、溫熱療法或泡溫熱水等物理療法。此外，也常運用維他命B群（B_1和B_{12}）。

使用胰島素治療時，需要較大量的胰島素。因此，會出現一時性的神經症狀，但不久即會消失。

以下就因糖尿病引起的神經症狀，以神經系統區別來加以敘述。

①因末梢神經引起者

糖尿病患者中，三人會有一人感覺手腳疼痛、麻痺等神經痛，這就是末梢神經發生了障礙之故。

疼痛會在身體冰冷時或夜晚睡覺時倍感激烈，尤其是感覺腳的疼痛者更多。此外，糖尿病患者的神經痛，常在雙腳產生，爲其特徵。

手腳的麻痺嚴重時，會連帶引起知覺障礙和運動障礙。這是由於對物體沒有觸感使然，這已非手足麻痺的階段而已。

這種障礙，在糖尿病長期滯留時更容易引發，所以，應及早講求其對應之策。

此外，手腳的麻痺和疼痛，因糖尿病引起末梢血管變硬，血液無法順暢流通時，也會發生。

②因自律神經引起者

自律神經發生障礙時，會有下痢或便秘等胃腸障礙，睡覺時盜汗、脈搏加速、血壓下降等症狀發生。

這些症狀，容易在使用過多的胰島素之情況下發生，乃因低血糖引起的。尤其是糖尿病患者的情形，自律神經的異常，很容易影響到胃腸，引起下痢或便秘，惡化時，甚至有可能引發麻痺性腸閉塞。

在膀胱或生殖器出現症狀的例子也不少。

膀胱的症狀有毫無尿意、尿液排出不良、尿欲感等，嚴重時，甚至會引起膀胱麻痺。

罹患膀胱麻痺時一定要特別注意，有可能會使細菌由膀胱侵入危害腎臟，併發腎盂腎炎。

所以，膀胱麻痺時，應極力防止細菌的感染，可使用導尿管、副交感神經刺激劑等，及早治療。

在生殖器引起的障礙有陽萎。一部分的糖尿病男性患者都會引起陽萎，這是例子頗多的情形。

③因腦、脊髓引起者

腦障礙最可怕的就是前面所說的腦動脈硬化和高血壓引起的腦中風等腦血管系統障礙。

其他也有因中樞神經的障礙引起的知覺障礙和筋肉症狀等。眼筋麻痺、顏面神經麻痺、聽覺障礙亦然。

這些神經障礙，也是由於糖尿病沒有順利治療，長期生病所引起的。另外，過分使用胰島素引起低血糖時也會發生。

中樞神經乃是神經系統中最重要的部分，所以，治療應及早。若任其不管的話，會有意識喪失、全身痙攣等症狀出現。

眼筋麻痺，在糖尿病患者中，每二十人中會出現一個。糖尿病治療冗長的人，尤其是五十歲以上的人，特別容易發生。

眼睛的疾病

糖尿病患者容易罹患眼睛的疾病，這該是很早就被知道的。其中被稱爲糖尿病性網膜症的疾病，在糖尿病患者中，每三人就有一人會罹致。糖尿病性白內障和糖尿病性虹彩毛樣體炎等，也時時有聞，所以，糖尿病患者可以說有五十％會多少罹患眼睛的毛病。

其次，就因糖尿病引起的主要疾病之注意與治療，予以說明。

①糖尿病性網膜症

此種疾病是由於長期罹致糖尿病，或其間控制不良。發病十年的糖尿病人，據報告，約有五十％的人會多少有病變，乃是糖尿病性眼睛的疾病中，最可怕的一種。

這是在眼底的網膜發生的疾病，網膜上集聚了非常多的細微血管和視神經，所以，若在此發病的話，有可能會導致失明。

網膜症常發生在糖尿病控制不良的情形下，所以疾病持續十年以上之久時，極有可能發病。尤其是以女性居多，有十年以上糖尿病的人，約有七成～八成會得到網膜症。

糖尿病性網膜症，初期症狀是網膜內的血管瘤和眼底出血，但是，完全沒有自覺症狀，故必須進行眼底檢查不可。

這時，若沒有發現而任其發展的話，網膜周邊會有小出血和白斑出現，不久會變成黃斑部分，擴及網膜。若是如此，會出現中心暗點及網膜剝離的現象，甚至有失明之虞。

爲防止糖尿病性網膜症，最重要的，就是從平常開始好好控制血糖值，不要讓糖尿病長期滯留。這必須要依賴確實的遵守飲食療法、以及充分的糖尿病管理。

網膜症的治療，常會使用血栓溶解劑、維他命C、同P、同E、血管硬化阻止劑等藥物。嚴重時，也會進行外科手術或光凝固等治療。

但是，網膜症最重要的就是早期發現與及早治療。所以，應接受定期性的眼睛檢查爲要。

②**糖尿病性白內障**

此疾病亦是因糖尿病嚴重、血糖無法充分控制而引起的。通常，多發現在中年以後，但是，年輕的糖尿病患者中也很常見。

尤其是年輕人時，白內障的進行十分快速，容易引起急速的視力障礙。

白內障除了糖尿病性的以外，也有老人性的，但很不容易嚴密的區分。兩者眼球內的水晶體都有污濁現象，無法清楚地看出物體。

白內障的治療，就非動到手術不可了。至今仍未發現以藥物可以完全治療的。接受手術之前，一定要完全控制血糖值。血糖值接近正常時，手術較易進行。

此外，手術前後也常會使用抗生素物質。這是由於糖尿病對細菌的抵抗力變弱使然，爲防止罹患感染症而採取的措施。

除此之外，糖尿病患者所患的眼睛疾病也有非常多種類，但是，若能好好控制血糖值，一方面可以預防，一方面也可以治療。但是，糖尿病性虹彩毛樣體炎，一旦罹患了，就非常難以治療，所以，一定要非常非常注意預防不可。尤其它常在進行白內障或綠內障的手術下發生，因此，手術時非慎重不可。

皮膚病

得了糖尿病後，身體的抵抗力會變弱。因此，細菌或霉很容易在皮膚上繁殖。此外，皮膚若堆積糖的話，會容易化膿，刺激末稍神經而引起奇癢難忍。

以下，就關於皮膚病的治療作一番敍述。

①瘡癤、瘍瘡

瘡癤、瘍瘡是葡萄球菌侵入皮膚而引起的皮膚病。瘡癤若只是在顏面表部那還好，若讓細菌侵入了顏面的血管，就會引起腦膜炎等危險的症狀。

兩者皆起因於葡萄球菌，所以，治療上多以抗生物質的內服，及脂肪酸液濕布行之，也有以外科手術切除局部的情形。

產生瘡癤或瘍瘡時，決不可以搔動患部。將膿擠壓出來，反而會更不乾淨，應儘可能及早接受醫師的診治。

入浴和飲食，也有注意的必要。入浴時應避免在化膿的時候。另外，飲食也儘可能不要食用有刺激性的東西。

內衣褲應時常替換。帶膿的內衣褲很容易感染到其他部位，又會形成新的瘡癤和瘍瘡。

面部的瘡癤又叫做面瘡，近年來已有很好的抗生劑了，所以，應立刻接受醫師的處理為要。因為有時候，葡萄球菌為侵入顏面的靜脈，引起腦膜炎等症狀。

②**皮膚 Candida 症**

Candida 菌是霉菌的一種，它所引起的皮膚病，主要發生在大腿之間或腋下等處。

罹患此皮膚病的話，皮膚會很潮濕，甚至潰爛等。

治療一般是用鋅（Zinc）油或龍膽（gentiana）紫液抗Candida劑塗抹使患部乾燥，若能勤於擦抹，大部分可以治好的。

③**黃色腫**

米粒大的黃色點會斷斷續續地在眼睛的周圍冒出，常見於糖尿病患者。

這是含有血液中的 Cholesteron 、脂肪酸脂的細胞，出現在皮下組織引起的。根本原因還是由於糖尿病，所以，若能確實控制糖尿病的話，就不會產生了。

治療也有藉手術切除的方法，但，其根本之道是治療糖尿病。

④**帶狀疱疹**

這是由於水痘濾過性病毒，在神經上長出小水疱而引起的。因此，會連帶引起神經痛等，謂之帶狀疱疹。

並非糖尿病患者才容易罹患這種病，但可以說一旦罹患糖尿病的人，就容易演變成重症。

治療有含鋅（Zinc）油、抗生劑之油膏的塗抹，維生命B_1、B_{12}的服用、注射等。

此外，起水痘時，爲防止細菌感染，最好也儘量避免入浴。

⑤**皮膚搔癢症**

這是糖尿病患者特有的疾病。它不會有發疹的情形，只會感覺全身、或陰部奇癢難忍。

皮膚若堆積有糖分，便會刺激末稍神經而變癢。此外，尿中含糖分多的話，陰部也會有癢感。這在女性身上特別多。

在夜晚睡覺時激烈的搔癢情形非常多，因此，在不知不覺中製造了很多傷痕。這就是致使化膿菌繁殖的原因。所以，應將指甲剪短，以免抓傷。

入浴時，若不是傷口嚴重的話，不需要擔心，但應避免食用刺激性強的食物。特別是酒精飲料，會加強搔癢感，應多加注意。

治療多以組織胺（histamine）的內服或外用最具效果，但治療糖尿病才是其根本解決之道。

⑥糖尿病性壞疽

主要在五十歲以上的人身上發現，它是因手腳尖的毛血管、末稍神經等循環障礙引起的。外傷、化膿、燙傷後，也都可能會引起。

手腳尖的皮膚會變黑然後壞死，之後，皮膚會漸漸剝落。皮膚剝落後，就會漸漸回復，但是，此時要注意勿使細菌侵入患部。

細菌的二次感染，會有因葡萄球菌引起的敗血症等疾病。

為防止二次感染，應多以雜酚皂液浴和利凡諾液浴等來消毒患部，並以紗布保護。

感染症

罹患糖尿病後，對細菌和霉菌的抵抗力要比平常人弱，這在前面已有述及。感染症中，以肺結核、肺炎、氣道感染等呼吸系統的疾病最為可怕。尤其是肺結核，在抗生物質尚未被發現之前，若與糖尿病併發時，多半必死無疑。

糖尿病併發肺結核時，以胰島素療法和飲食療法為中心的糖尿病治療是最重要的。尤其肺結核在早期發現時，胰島素療法更為重要。

針對肺結核這個疾病，亦可以抗生物質治療，但是，飲食療法亦有必要嚴格進行才是。

根據專門醫師和營養師的指導，來訂立飲食菜單，乃最根本的方法。

因個人的症狀和體格等不同，也有各式各樣的變化，但是，一日的攝取熱量，應在一七〇〇千卡～一八〇〇千卡之範圍內，蛋白質的攝取依人的體重，一公斤相當於一～一・五克，尤需攝取良質蛋白質（植物性、動物性）。

之外，爲了補給維他命和礦物質，在一日的攝取總能量的範圍內，應儘量攝取新鮮的水果類和蔬菜類。

牙齒的疾病

不只是糖尿病患者，日本人的八十％，可說都有齒槽膿漏的煩惱。其中在糖尿病的情形下，更會出現惡性的症狀。

齒槽膿漏的根本治療，一定要接受該位討論糖尿病醫師的指導不可。此外，每年有必要接受二次以上的定期檢查。

正當治療開始的時候，首先應以X光線檢查齒骨的狀態。然後再進行消炎療法、拔牙、去除牙結石、知覺過敏症的治療。

也有飲食療法之治療。多攝取維他命類食物。維他命不足的話，會引起壞血症、牙肉延伸、出血等。牙齒的疾病，也不可輕視飲食療法。有了牙齒的疾病，食欲多會不振，結果搞壞了身體。

大展出版社有限公司
品冠文化出版社

圖書目錄

地址：台北市北投區（石牌）
致遠一路二段 12 巷 1 號
電話：(02) 28236031
28236033
28233123
郵撥：01669551＜大展＞
19346241＜品冠＞
傳真：(02) 28272069

・熱 門 新 知・品冠編號 67

1. 圖解基因與 DNA		中原英臣主編	230 元
2. 圖解人體的神奇	（精）	米山公啟主編	230 元
3. 圖解腦與心的構造	（精）	永田和哉主編	230 元
4. 圖解科學的神奇	（精）	鳥海光弘主編	230 元
5. 圖解數學的神奇	（精）	柳 谷 晃著	250 元
6. 圖解基因操作	（精）	海老原充主編	230 元
7. 圖解後基因組	（精）	才園哲人著	230 元
8. 圖解再生醫療的構造與未來		才園哲人著	230 元
9. 圖解保護身體的免疫構造		才園哲人著	230 元
10. 90 分鐘了解尖端技術的結構		志村幸雄著	280 元
11. 人體解剖學歌訣		張元生主編	200 元

・名 人 選 輯・品冠編號 671

1. 佛洛伊德	傅陽主編	200 元
2. 莎士比亞	傅陽主編	200 元
3. 蘇格拉底	傅陽主編	200 元
4. 盧梭	傅陽主編	200 元
5. 歌德	傅陽主編	200 元
6. 培根	傅陽主編	200 元
7. 但丁	傅陽主編	200 元
8. 西蒙波娃	傅陽主編	200 元

・圍 棋 輕 鬆 學・品冠編號 68

1. 圍棋六日通	李曉佳編著	160 元
2. 布局的對策	吳玉林等編著	250 元
3. 定石的運用	吳玉林等編著	280 元
4. 死活的要點	吳玉林等編著	250 元
5. 中盤的妙手	吳玉林等編著	300 元
6. 收官的技巧	吳玉林等編著	250 元
7. 中國名手名局賞析	沙舟編著	300 元
8. 日韓名手名局賞析	沙舟編著	330 元

·象棋輕鬆學·品冠編號 69

1.	象棋開局精要	方長勤審校	280 元
2.	象棋中局薈萃	言穆江著	280 元
3.	象棋殘局精粹	黃大昌著	280 元
4.	象棋精巧短局	石鏞、石煉編著	280 元

·生活廣場·品冠編號 61

1.	366 天誕生星	李芳黛譯	280 元
2.	366 天誕生花與誕生石	李芳黛譯	280 元
3.	科學命相	淺野八郎著	220 元
4.	已知的他界科學	陳蒼杰譯	220 元
5.	開拓未來的他界科學	陳蒼杰譯	220 元
6.	世紀末變態心理犯罪檔案	沈永嘉譯	240 元
7.	366 天開運年鑑	林廷宇編著	230 元
8.	色彩學與你	野村順一著	230 元
9.	科學手相	淺野八郎著	230 元
10.	你也能成為戀愛高手	柯富陽編著	220 元
12.	動物測驗—人性現形	淺野八郎著	200 元
13.	愛情、幸福完全自測	淺野八郎著	200 元
14.	輕鬆攻佔女性	趙奕世編著	230 元
15.	解讀命運密碼	郭宗德著	200 元
16.	由客家了解亞洲	高木桂藏著	220 元

·血型系列·品冠編號 611

1.	A 血型與十二生肖	萬年青主編	180 元
2.	B 血型與十二生肖	萬年青主編	180 元
3.	0 血型與十二生肖	萬年青主編	180 元
4.	AB 血型與十二生肖	萬年青主編	180 元
5.	血型與十二星座	許淑瑛編著	230 元

·女醫師系列·品冠編號 62

1.	子宮內膜症	國府田清子著	200 元
2.	子宮肌瘤	黑島淳子著	200 元
3.	上班女性的壓力症候群	池下育子著	200 元
4.	漏尿、尿失禁	中田真木著	200 元
5.	高齡生產	大鷹美子著	200 元
6.	子宮癌	上坊敏子著	200 元
7.	避孕	早乙女智子著	200 元
8.	不孕症	中村春根著	200 元
9.	生理痛與生理不順	堀口雅子著	200 元

10. 更年期	野末悅子著	200 元

・傳統民俗療法・品冠編號 63

1. 神奇刀療法	潘文雄著	200 元
2. 神奇拍打療法	安在峰著	200 元
3. 神奇拔罐療法	安在峰著	200 元
4. 神奇艾灸療法	安在峰著	200 元
5. 神奇貼敷療法	安在峰著	200 元
6. 神奇薰洗療法	安在峰著	200 元
7. 神奇耳穴療法	安在峰著	200 元
8. 神奇指針療法	安在峰著	200 元
9. 神奇藥酒療法	安在峰著	200 元
10. 神奇藥茶療法	安在峰著	200 元
11. 神奇推拿療法	張貴荷著	200 元
12. 神奇止痛療法	漆 浩 著	200 元
13. 神奇天然藥食物療法	李琳編著	200 元
14. 神奇新穴療法	吳德華編著	200 元
15. 神奇小針刀療法	韋丹主編	200 元
16. 神奇刮痧療法	童佼寅主編	200 元
17. 神奇氣功療法	陳坤編著	200 元

・常見病藥膳調養叢書・品冠編號 631

1. 脂肪肝四季飲食	蕭守貴著	200 元
2. 高血壓四季飲食	秦玖剛著	200 元
3. 慢性腎炎四季飲食	魏從強著	200 元
4. 高脂血症四季飲食	薛輝著	200 元
5. 慢性胃炎四季飲食	馬秉祥著	200 元
6. 糖尿病四季飲食	王耀獻著	200 元
7. 癌症四季飲食	李忠著	200 元
8. 痛風四季飲食	魯焰主編	200 元
9. 肝炎四季飲食	王虹等著	200 元
10. 肥胖症四季飲食	李偉等著	200 元
11. 膽囊炎、膽石症四季飲食	謝春娥著	200 元

・彩色圖解保健・品冠編號 64

1. 瘦身	主婦之友社	300 元
2. 腰痛	主婦之友社	300 元
3. 肩膀痠痛	主婦之友社	300 元
4. 腰、膝、腳的疼痛	主婦之友社	300 元
5. 壓力、精神疲勞	主婦之友社	300 元
6. 眼睛疲勞、視力減退	主婦之友社	300 元

・休閒保健叢書・品冠編號 641

1.	瘦身保健按摩術	聞慶漢主編	200 元
2.	顏面美容保健按摩術	聞慶漢主編	200 元
3.	足部保健按摩術	聞慶漢主編	200 元
4.	養生保健按摩術	聞慶漢主編	280 元
5.	頭部穴道保健術	柯富陽主編	180 元
6.	健身醫療運動處方	鄭寶田主編	230 元
7.	實用美容美體點穴術＋VCD	李芬莉主編	350 元

・心 想 事 成・品冠編號 65

1.	魔法愛情點心	結城莫拉著	120 元
2.	可愛手工飾品	結城莫拉著	120 元
3.	可愛打扮 & 髮型	結城莫拉著	120 元
4.	撲克牌算命	結城莫拉著	120 元

・健康新視野・品冠編號 651

1.	怎樣讓孩子遠離意外傷害	高溥超等主編	230 元
2.	使孩子聰明的鹼性食品	高溥超等主編	230 元
3.	食物中的降糖藥	高溥超等主編	230 元

・少 年 偵 探・品冠編號 66

1.	怪盜二十面相	（精）	江戶川亂步著	特價 189 元
2.	少年偵探團	（精）	江戶川亂步著	特價 189 元
3.	妖怪博士	（精）	江戶川亂步著	特價 189 元
4.	大金塊	（精）	江戶川亂步著	特價 230 元
5.	青銅魔人	（精）	江戶川亂步著	特價 230 元
6.	地底魔術王	（精）	江戶川亂步著	特價 230 元
7.	透明怪人	（精）	江戶川亂步著	特價 230 元
8.	怪人四十面相	（精）	江戶川亂步著	特價 230 元
9.	宇宙怪人	（精）	江戶川亂步著	特價 230 元
10.	恐怖的鐵塔王國	（精）	江戶川亂步著	特價 230 元
11.	灰色巨人	（精）	江戶川亂步著	特價 230 元
12.	海底魔術師	（精）	江戶川亂步著	特價 230 元
13.	黃金豹	（精）	江戶川亂步著	特價 230 元
14.	魔法博士	（精）	江戶川亂步著	特價 230 元
15.	馬戲怪人	（精）	江戶川亂步著	特價 230 元
16.	魔人銅鑼	（精）	江戶川亂步著	特價 230 元
17.	魔法人偶	（精）	江戶川亂步著	特價 230 元
18.	奇面城的秘密	（精）	江戶川亂步著	特價 230 元
19.	夜光人	（精）	江戶川亂步著	特價 230 元

20. 塔上的魔術師　（精）　江戶川亂步著　特價 230 元
21. 鐵人Q　（精）　江戶川亂步著　特價 230 元
22. 假面恐怖王　（精）　江戶川亂步著　特價 230 元
23. 電人M　（精）　江戶川亂步著　特價 230 元
24. 二十面相的詛咒　（精）　江戶川亂步著　特價 230 元
25. 飛天二十面相　（精）　江戶川亂步著　特價 230 元
26. 黃金怪獸　（精）　江戶川亂步著　特價 230 元

・武 術 特 輯・大展編號 10

1. 陳式太極拳入門　馮志強編著　180 元
2. 武式太極拳　郝少如編著　200 元
3. 中國跆拳道實戰 100 例　岳維傳著　220 元
4. 教門長拳　蕭京凌編著　150 元
5. 跆拳道　蕭京凌編譯　180 元
6. 正傳合氣道　程曉鈴譯　200 元
7. 實用雙節棍　吳志勇編著　200 元
8. 格鬥空手道　鄭旭旭編著　200 元
9. 實用跆拳道　陳國榮編著　200 元
10. 武術初學指南　李文英、解守德編著　250 元
11. 泰國拳　陳國榮著　180 元
12. 中國式摔跤　黃　斌編著　180 元
13. 太極劍入門　李德印編著　180 元
14. 太極拳運動　運動司編　250 元
15. 太極拳譜　清・王宗岳等著　280 元
16. 散手初學　冷　峰編著　200 元
17. 南拳　朱瑞琪編著　180 元
18. 吳式太極劍　王培生著　200 元
19. 太極拳健身與技擊　王培生著　250 元
20. 秘傳武當八卦掌　狄兆龍著　250 元
21. 太極拳論譚　沈　壽著　250 元
22. 陳式太極拳技擊法　馬　虹著　250 元
23. 二十四式/三十二式太極拳/劍　闞桂香著　180 元
24. 楊式秘傳 129 式太極長拳　張楚全著　280 元
25. 楊式太極拳架詳解　林炳堯著　280 元
26. 華佗五禽劍　劉時榮著　180 元
27. 太極拳基礎講座：基本功與簡化 24 式　李德印著　250 元
28. 武式太極拳精華　薛乃印著　200 元
29. 陳式太極拳拳理闡微　馬　虹著　350 元
30. 陳式太極拳體用全書　馬　虹著　400 元
31. 張三豐太極拳　陳占奎著　200 元
32. 中國太極推手　張　山主編　300 元
33. 48 式太極拳入門　門惠豐編著　220 元
34. 太極拳奇人奇功　嚴翰秀編著　250 元

35.	心意門秘籍	李新民編著	220 元
36.	三才門乾坤戊己功	王培生編著	220 元
37.	武式太極劍精華＋VCD	薛乃印編著	350 元
38.	楊式太極拳	傅鐘文演述	200 元
39.	陳式太極拳、劍 36 式	闞桂香編著	250 元
40.	正宗武式太極拳	薛乃印著	220 元
41.	杜元化＜太極拳正宗＞考析	王海洲等著	300 元
42.	＜珍貴版＞陳式太極拳	沈家楨著	280 元
43.	24 式太極拳＋VCD	中國國家體育總局著	350 元
44.	太極推手絕技	安在峰編著	250 元
45.	孫祿堂武學錄	孫祿堂著	300 元
46.	＜珍貴本＞陳式太極拳精選	馮志強著	280 元
47.	武當趙堡太極拳小架	鄭悟清傳授	250 元
48.	太極拳習練知識問答	邱丕相主編	220 元
49.	八法拳 八法槍	武世俊著	220 元
50.	地趟拳＋VCD	張憲政著	350 元
51.	四十八式太極拳＋DVD	楊 靜演示	400 元
52.	三十二式太極劍＋VCD	楊 靜演示	300 元
53.	隨曲就伸 中國太極拳名家對話錄	余功保著	300 元
54.	陳式太極拳五功八法十三勢	闞桂香著	200 元
55.	六合螳螂拳	劉敬儒等著	280 元
56.	古本新探華佗五禽戲	劉時榮編著	180 元
57.	陳式太極拳養生功＋VCD	陳正雷著	350 元
58.	中國循經太極拳二十四式教程	李兆生著	300 元
59.	＜珍貴本＞太極拳研究	唐豪・顧留馨著	250 元
60.	武當三豐太極拳	劉嗣傳著	300 元
61.	楊式太極拳體用圖解	崔仲三編著	400 元
62.	太極十三刀	張耀忠編著	230 元
63.	和式太極拳譜＋VCD	和有祿編著	450 元
64.	太極內功養生術	關永年著	300 元
65.	養生太極推手	黃康輝編著	280 元
66.	太極推手祕傳	安在峰編著	300 元
67.	楊少侯太極拳用架真詮	李璉編著	280 元
68.	細說陰陽相濟的太極拳	林冠澄著	350 元
69.	太極內功解祕	祝大彤編著	280 元
70.	簡易太極拳健身功	王建華著	180 元
71.	楊氏太極拳真傳	趙斌等著	380 元
72.	李子鳴傳梁式直趟八卦六十四散手掌	張全亮編著	200 元
73.	炮捶 陳式太極拳第二路	顧留馨著	330 元
74.	太極推手技擊傳真	王鳳鳴編著	300 元
75.	傳統五十八式太極劍	張楚全編著	200 元
76.	新編太極拳對練	曾乃梁編著	280 元
77.	意拳拳學	王薌齋創始	280 元
78.	心意拳練功竅要	馬琳璋著	300 元

79. 形意拳搏擊的理與法	買正虎編著	300 元
80. 拳道功法學	李玉柱編著	300 元
81. 精編陳式太極拳拳劍刀	武世俊編著	300 元
82. 現代散打	梁亞東編著	200 元
83. 形意拳械精解（上）	邸國勇編著	480 元
84. 形意拳械精解（下）	邸國勇編著	480 元
85. 楊式太極拳詮釋【理論篇】	王志遠編著	200 元
86. 楊式太極拳詮釋【練習篇】	王志遠編著	280 元
87. 中國當代太極拳精論集	余功保主編	500 元
88. 八極拳運動全書	安在峰編著	480 元
89. 陳氏太極長拳 108 式＋VCD	王振華著	350 元
90. 太極拳練架真詮	李璉著	280 元
91. 走進太極拳 太極拳初段位訓練與教學法	曾乃梁編著	300 元
92. 中國功夫操	莊昔聰編著	280 元
93. 太極心語	陳太平著	280 元
94. 楊式太極拳學練釋疑	奚桂忠著	250 元
95. 自然太極拳<81 式>	祝大彤編著	330 元
96. 陳式太極拳精義	張茂珍編著	380 元
97. 盈虛有象 中國太極拳名家對話錄	余功保編著	600 元

・彩色圖解太極武術・大展編號 102

1. 太極功夫扇	李德印編著	220 元
2. 武當太極劍	李德印編著	220 元
3. 楊式太極劍	李德印編著	220 元
4. 楊式太極刀	王志遠著	220 元
5. 二十四式太極拳(楊式)＋VCD	李德印編著	350 元
6. 三十二式太極劍(楊式)＋VCD	李德印編著	350 元
7. 四十二式太極劍＋VCD	李德印編著	350 元
8. 四十二式太極拳＋VCD	李德印編著	350 元
9. 16 式太極拳 18 式太極劍＋VCD	崔仲三著	350 元
10. 楊氏 28 式太極拳＋VCD	趙幼斌著	350 元
11. 楊式太極拳 40 式＋VCD	宗維潔編著	350 元
12. 陳式太極拳 56 式＋VCD	黃康輝等著	350 元
13. 吳式太極拳 45 式＋VCD	宗維潔編著	350 元
14. 精簡陳式太極拳 8 式、16 式	黃康輝編著	220 元
15. 精簡吳式太極拳<36 式拳架・推手>	柳恩久主編	220 元
16. 夕陽美功夫扇	李德印著	220 元
17. 綜合 48 式太極拳＋VCD	竺玉明編著	350 元
18. 32 式太極拳（四段）	宗維潔演示	220 元
19. 楊氏 37 式太極拳＋VCD	趙幼斌著	350 元
20. 楊氏 51 式太極劍＋VCD	趙幼斌著	350 元
21. 嫡傳楊家太極拳精練 28 式	傅聲遠著	220 元
22. 嫡傳楊家太極劍 51 式	傅聲遠著	220 元

・國際武術競賽套路・大展編號 103

1.	長拳	李巧玲執筆	220 元
2.	劍術	程慧琨執筆	220 元
3.	刀術	劉同為執筆	220 元
4.	槍術	張躍寧執筆	220 元
5.	棍術	殷玉柱執筆	220 元

・簡化太極拳・大展編號 104

1.	陳式太極拳十三式	陳正雷編著	200 元
2.	楊式太極拳十三式	楊振鐸編著	200 元
3.	吳式太極拳十三式	李秉慈編著	200 元
4.	武式太極拳十三式	喬松茂編著	200 元
5.	孫式太極拳十三式	孫劍雲編著	200 元
6.	趙堡太極拳十三式	王海洲編著	200 元

・導引養生功・大展編號 105

1.	疏筋壯骨功＋VCD	張廣德著	350 元
2.	導引保建功＋VCD	張廣德著	350 元
3.	頤身九段錦＋VCD	張廣德著	350 元
4.	九九還童功＋VCD	張廣德著	350 元
5.	舒心平血功＋VCD	張廣德著	350 元
6.	益氣養肺功＋VCD	張廣德著	350 元
7.	養生太極扇＋VCD	張廣德著	350 元
8.	養生太極棒＋VCD	張廣德著	350 元
9.	導引養生形體詩韻＋VCD	張廣德著	350 元
10.	四十九式經絡動功＋VCD	張廣德著	350 元

・中國當代太極拳名家名著・大展編號 106

1.	李德印太極拳規範教程	李德印著	550 元
2.	王培生吳式太極拳詮真	王培生著	500 元
3.	喬松茂武式太極拳詮真	喬松茂著	450 元
4.	孫劍雲孫式太極拳詮真	孫劍雲著	350 元
5.	王海洲趙堡太極拳詮真	王海洲著	500 元
6.	鄭琛太極拳道詮真	鄭琛著	450 元
7.	沈壽太極拳文集	沈壽著	630 元

・古代健身功法・大展編號 107

1.	練功十八法	蕭凌編著	200 元

2.	十段錦運動	劉時榮編著	180 元
3.	二十八式長壽健身操	劉時榮著	180 元
4.	三十二式太極雙扇	劉時榮著	160 元
5.	龍形九勢健身法	武世俊著	180 元

・太極跤/格鬥八極系列・大展編號 108

1.	太極防身術	郭慎著	300 元
2.	擒拿術	郭慎著	280 元
3.	中國式摔角	郭慎著	350 元
11.	格鬥八極拳之小八極<全組手篇>	鄭朝烜著	250 元

・輕鬆學武術・大展編號 109

1.	二十四式太極拳(附 VCD)	王飛編著	250 元
2.	四十二式太極拳(附 VCD)	王飛編著	250 元
3.	八式十六式太極拳(附 VCD)	曾天雪編著	250 元
4.	三十二式太極劍(附 VCD)	秦子來編著	250 元
5.	四十二式太極劍(附 VCD)	王飛編著	250 元
6.	二十八式木蘭拳(附 VCD)	秦子來編著	250 元
7.	三十八式木蘭扇(附 VCD)	秦子來編著	250 元
8.	四十八式木蘭劍(附 VCD)	秦子來編著	250 元

・原地太極拳系列・大展編號 11

1.	原地綜合太極拳 24 式	胡啟賢創編	220 元
2.	原地活步太極拳 42 式	胡啟賢創編	200 元
3.	原地簡化太極拳 24 式	胡啟賢創編	200 元
4.	原地太極拳 12 式	胡啟賢創編	200 元
5.	原地青少年太極拳 22 式	胡啟賢創編	220 元
6.	原地兒童太極拳 10 捶 16 式	胡啟賢創編	180 元

・名師出高徒・大展編號 111

1.	武術基本功與基本動作	劉玉萍編著	200 元
2.	長拳入門與精進	吳彬等著	220 元
3.	劍術刀術入門與精進	楊柏龍等著	220 元
4.	棍術、槍術入門與精進	邱丕相編著	220 元
5.	南拳入門與精進	朱瑞琪編著	220 元
6.	散手入門與精進	張山等著	220 元
7.	太極拳入門與精進	李德印編著	280 元
8.	太極推手入門與精進	田金龍編著	220 元

國家圖書館出版品預行編目資料

糖尿病預防與治療／藤山順豐著；石莉涓譯
－2版－臺北市，大展，2002【民91】
面；21公分－（健康加油站；1）
譯自：糖尿病予防と治療
ISBN 978-957-468-175-4（平裝）
1. 糖尿病
415.85　91018240

TONYOBYO YOBO TO CHIRYO

Originally published in Japan in 1982 by NITTO SHOIN CO., LTD
Chinese translation rights arranged through TOHAN CORPORATION, TOKYO and HONGZU ENTERPRISE CO., LTD. TAIPEI.

糖尿病預防與治療

ISBN 978-957-468-175-4

原著者／藤山順豐
譯　者／石　莉　涓
發行人／蔡　森　明
出版者／大展出版社有限公司
社　址／台北市北投區（石牌）致遠一路2段12巷1號
電　話／(02) 28236031・28236033・28233123
傳　真／(02) 28272069
郵政劃撥／01669551
網　址／www.dah-jaan.com.tw
E-mail／service@dah-jaan.com.tw
登記證／局版臺業字第2171號
承印者／傳興印刷有限公司
裝　訂／建鑫印刷裝訂有限公司
排版者／千兵企業有限公司
初版1刷／1995年（民84年）11月
2版3刷／2008年（民97年）7月
定價／200元

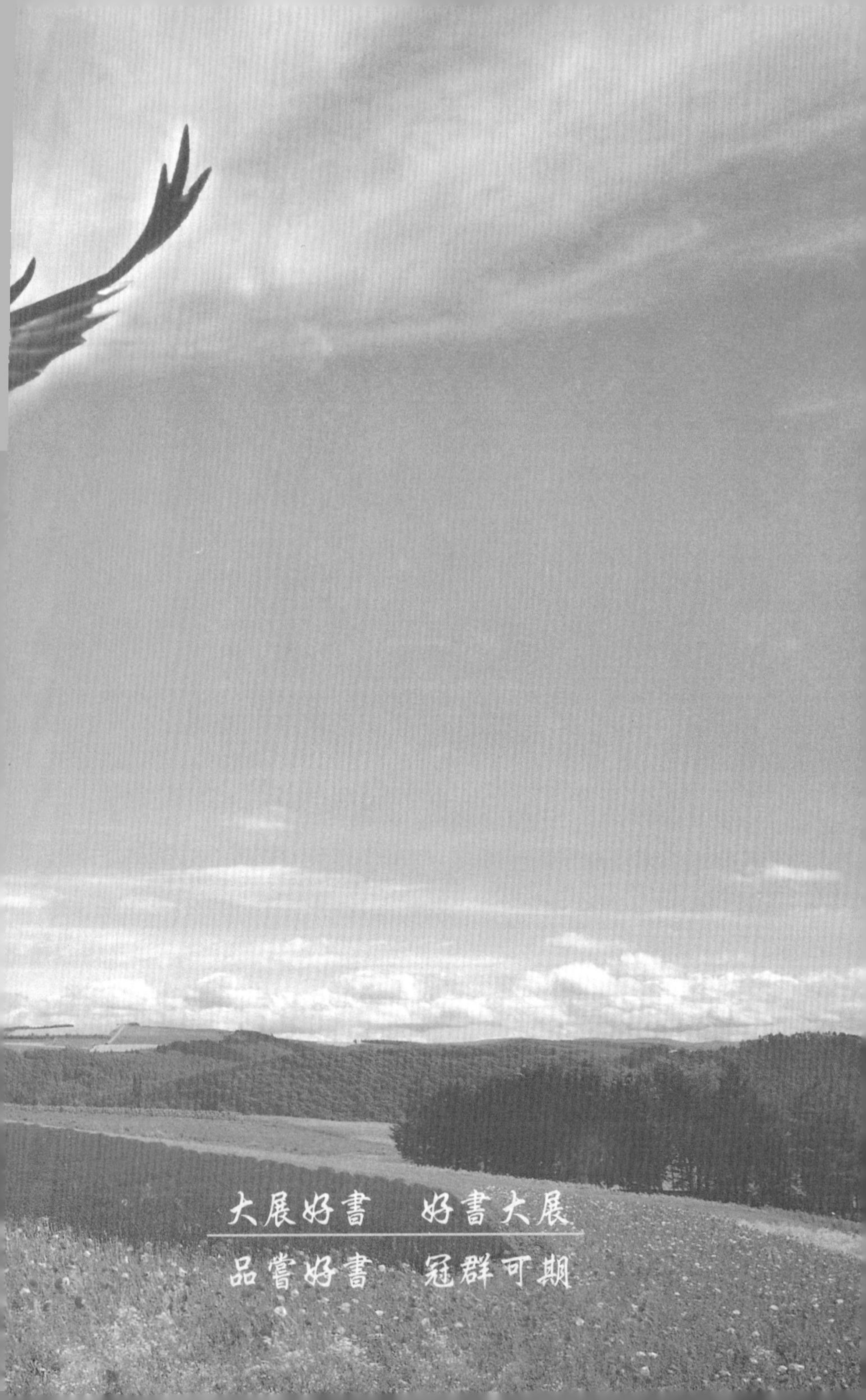
大展好書　好書大展
品嘗好書　冠群可期

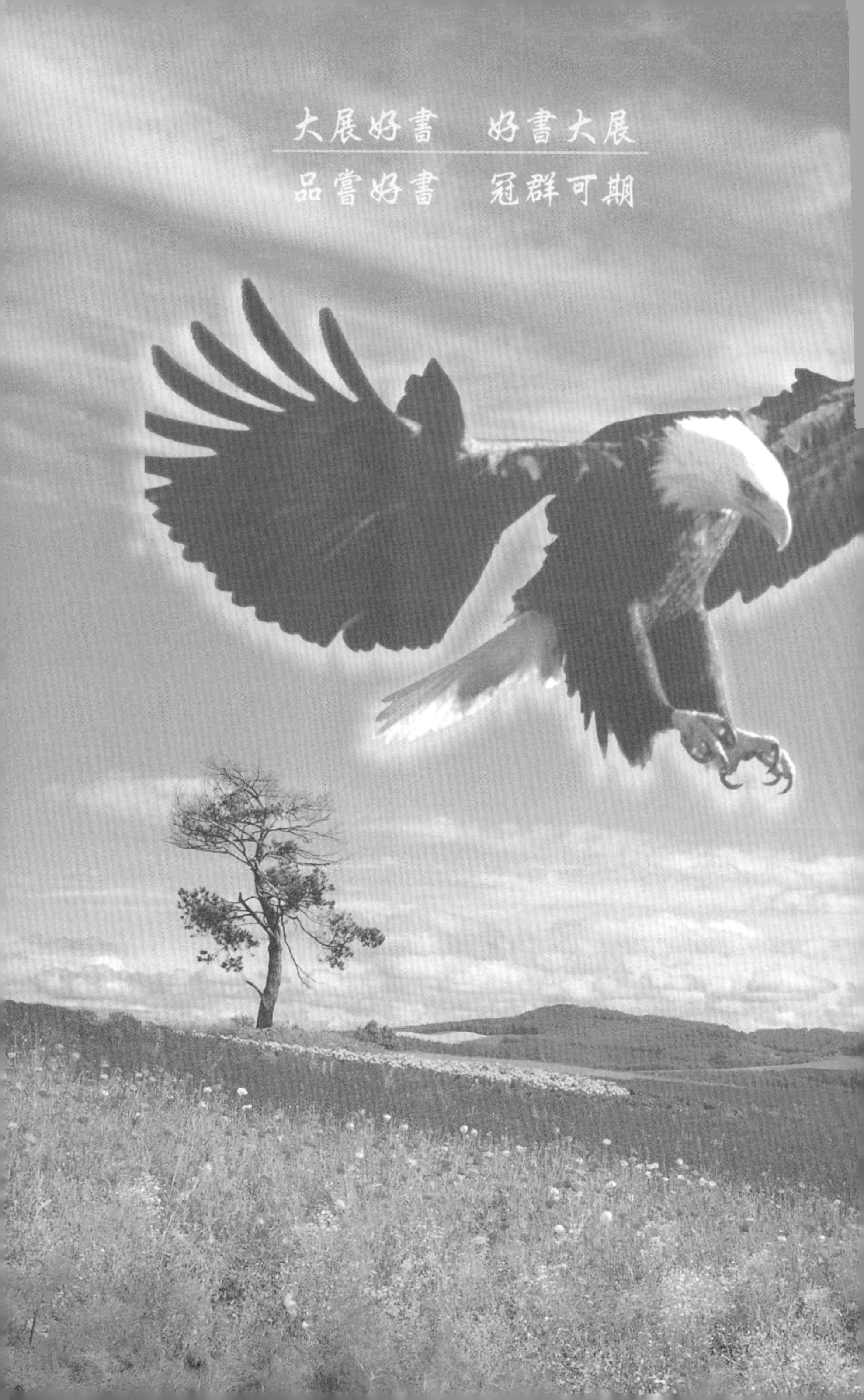
大展好書　好書大展
品嘗好書　冠群可期